毎日5分

すごい！スクワット

アチーブメント株式会社
主席トレーナー
佐藤英郎
Eirō Satō

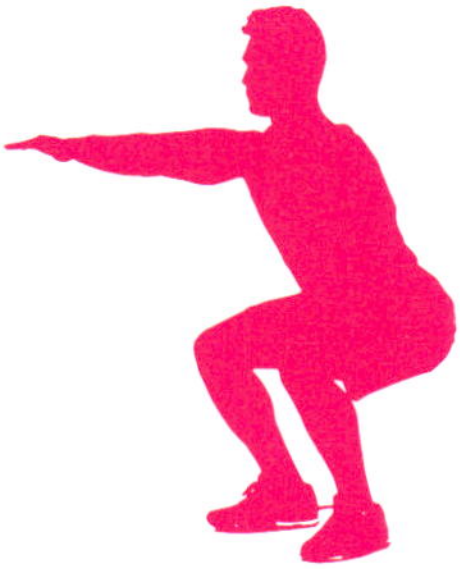

アーク出版

まえがき

人生の目的は何でしょう。

成功すること、幸せに生きること、生きがいを見出すことなどいろいろあると思います。しかしどのような目的も健康でなければ意味がありません。健康を壊してしまったら、いかなる目的も達成できないのです。

私は現在人材教育会社の役員を務める傍ら、首席講師として全国で研修講演をしています。今まで35年間で延べ約20万人の方が参加してくださいました。テーマは「目標達成の技術」「コーチング」「人生の目的」「本当の幸せを手に入れるには」など多岐にわたります。

その中で私は折に触れて健康について述べてきました。

年を重ねてもどうしたら超健康で活躍できるのか、私の実践している健康法を紹介してきたのです。

受講生からは研修講演の内容も素晴らしかったが、健康の話もとても役に立った、特に佐藤先生の実践しているスロースクワットのおかげで腰痛がなくなった、減量できた、自由に動けるようになった、肌が綺麗になった、疲れなくなったなど多くの声を頂いてきました。


受講生の中には健康を壊し、辛い体験をしていらっしゃる方にもお会いしてきました。ある経営者はバリバリ働き、世界中旅をするのが趣味でした。その後は病に倒れ寝たきりになりました。ベッドから数歩のトイレに自分の足で行くことが最大の望みと仰っていました。

あるご婦人は美食家で日本中を食べ歩く方でした。その後ご病気になられ、チューブで栄養を取るようになった彼女にとって、自分の口で食べることが最大の夢となりました。

緩和ケアという、主に癌の患者さんの心身の苦痛を取り除く仕事をしている緩和医療医の大津秀一氏は、今まで千人の最期を見届けてきました。

「あなたがいま後悔していることは？」という問いに、ほとんどの方が「健康を大切にしてこなかったこと」と答えるそうです（『死ぬときに後悔すること25』新潮文庫）。

私は健康の専門家ではありません。人材教育の専門家です。

しかし、健康に関しては人一倍勉強してきました。本棚には健康に関する本が２００冊はあります。

健康に良いとされるものはあらゆることを実践してきました。そして健康に関して受講生に伝えていきたいと強く思うようになりました。

私は現在アラ古稀です。

毎月20日前後研修講演で人前に立っています。会社の中で最もハードに働いていると思います。

しかし、この30年間病気らしい病気をしたことがありません。最後に風邪をひいたのは記憶によると35年前です。

四十肩、五十肩とも無縁です。体調を悪くすることもありません。体重も学生時代と変わりません。身体年齢は32歳です。

私には人生の目的があります。

80歳に体力知力をピークにもっていき、生涯最高の研修をするというものです。そして生涯最後までカッコ良く生きて、人に生きる勇気を与えたいと思っています。

人生100年の時代です。健康こそが目的を支えてくれるのです。

そのために日々コツコツと努力をしています。

この本を書くにあたっては弊社アチーブメント株式会社代表取締役青木仁志社長に強く背中を押していただきました。

また、医療法人友志会南和友クリニック院長で心臓外科医の世界的権威、南和友先生にはたくさんのお褒めの言葉、アドバイスをいただきました。南先生が対談で登場してくださったこと、コラムを書いてくださったことは望外の喜びです。

他にもアテネオリンピック金メダリストの米田功さん、北海道日本ハムファイターズなどでコーチを務められた白井一幸さん、ヤクルトスワローズで活躍し、後に横浜ベイスターズで監督を務められた尾花高夫さんの三人からもコメントを頂きました。さらに私の研修講演の多くの受講生の皆さんに、どれだけ励まされたかはかり知れません。この場を借りてお礼を申し上げます。

この本が「健康でありたい」と願う多くの方にお役に立つことを心から願っています。皆様の日々が「超健康」でありますように。

平成31年2月25日

佐藤　英郎

毎日5分　すごい！スクワット／もくじ

まえがき

プロローグ　世界的権威の心臓外科医だから言える「心臓を鍛えるのは身体によくない」

・スポーツは身体だけでなく精神も鍛える＊12
・スクワットだけでは盲点がある＊16
・ジョギングは心臓に悪い！＊22
・夜に運動するのは控えた方がいい＊26
・どうすれば精神を鍛えられるのか＊31

1章　顔も、スタイルも、姿勢も、カッコよく

・60歳が人生のピークだなんて、おこがましい！＊40
・「もう年だから」「ちょっと疲れた」を禁句に＊42
・「健康」は数値ではない＊44
・「見てくれ」のカッコよさにこだわる＊49

◎（フォロワー1）青木仁志さん＊＊＊52
佐藤さんは地球上で最強の「パワーパートナー」／愛犬を連れた30分の散歩が私の健康法／週3回は社長室横の瞑想の部屋にこもる／健康は縁ある人の幸せに貢献するために

2章 身体年齢はキレキレ・バリバリの32歳

・30年間病気知らず。お尻がピッと上がった68歳＊60
・夜の営みも衰え知らず＊62
・毎日、立ちっぱなし、しゃべりっぱなしも苦にならず＊62

3章 ● いざ実践！　スロースクワット

・「筋肉隆々＝健康」ではない＊66
・これがエイロー流スロースクワット＊70
・最初は3回くらいを目標に＊76
・ゆっくり動くから負荷がかかる＊77
・1日1回でも「毎日やる」＊78

・筋肉に過剰な負荷をかけない＊79
・使っている筋肉を意識する＊82
・続けるための工夫エトセトラ＊84
・絶倫スクワットで夫婦円満に＊85
◎（フォロワー2）米田功さん＊＊＊89
健康づくりは日々コツコツと／体操選手は筋トレをしない／誰もが「猫みたいになりたい」と望んでいる／生活の中で筋肉の使い方を工夫する

4章・地球上、いつでもどこでもトレーニング

・この世にはエレベーターもエスカレーターもない＊96
・階段をみると嬉しくなる。大江戸線が大好き＊97
・上り坂で半端ない全力疾走＊101
・プロのアスリートにもほめられた自慢のふくらはぎ＊102
▼カコミ　ちょこっとエクササイズ
首回しトレーニングで脳に酸素を供給＊108
舌出しトレーニングでアンチエージング＊109

◎（フォロワー3）尾花高夫さん＊＊＊110
ゴルフ場で子どものように走る英郎さんに憧れる／ピッチャーは下半身が勝負／ゆっくり動くことに妙味がある／「スクワット＋かかと上げ＋散歩＋ジョギング」が尾花流／問題続出のスポーツ界に選択理論を広めたい

5章●研修講師として「見た目」にこだわる
・人に見られていることを常に意識する＊118
・等身大の鏡の前に全裸で立つ＊120
・細身のスーツを自然に着こなす＊123

6章●いつまでもさびない身体をつくる！
・朝起きたらまず体温測定＊126
・休日も関係なくルーティン・トレーニング＊128
・1日2食、夜8時以降は原則食べず＊130
・糖質は避けるものの、あんぱん大好き＊135
・お酒はつき合いで飲むくらい＊136

・研修でもタバコの害を訴え、その場で禁煙させる＊137
・昼の活動が夜の快眠を招く＊139
・風呂には1日2回入り、最後に冷水を浴びる＊142

◎〈フォロワー4〉白井一幸さん＊＊＊144

独自に考えた指導法で44年ぶりの日本一／佐藤さんのすごさは考えがぶれず完璧に実行すること／「多様な動きをしながら1日1万5000歩」が白井流／顔の筋トレを心がけよう／モットーは「生涯現役」。80歳でエイジシューターに

南 和友のワンポイントアドバイス1
▼筋肉のマッサージは血管のマッサージ＊＊71

南 和友のワンポイントアドバイス2
▼高齢者こそ筋肉を鍛える＊＊103

南 和友のワンポイントアドバイス3
▼筋肉を鍛えて膝痛を改善＊＊107

南 和友のワンポイントアドバイス4
▼筋肉が増えると冷え性が改善する＊＊133

南 和友のワンポイントアドバイス5
▼脳の血流を良くし認知症予防＊＊150

カバー装幀／石田嘉弘
本文DTP／丸山尚子

プロローグ

世界的権威の心臓外科医だから言える「心臓を鍛えるのは身体によくない」

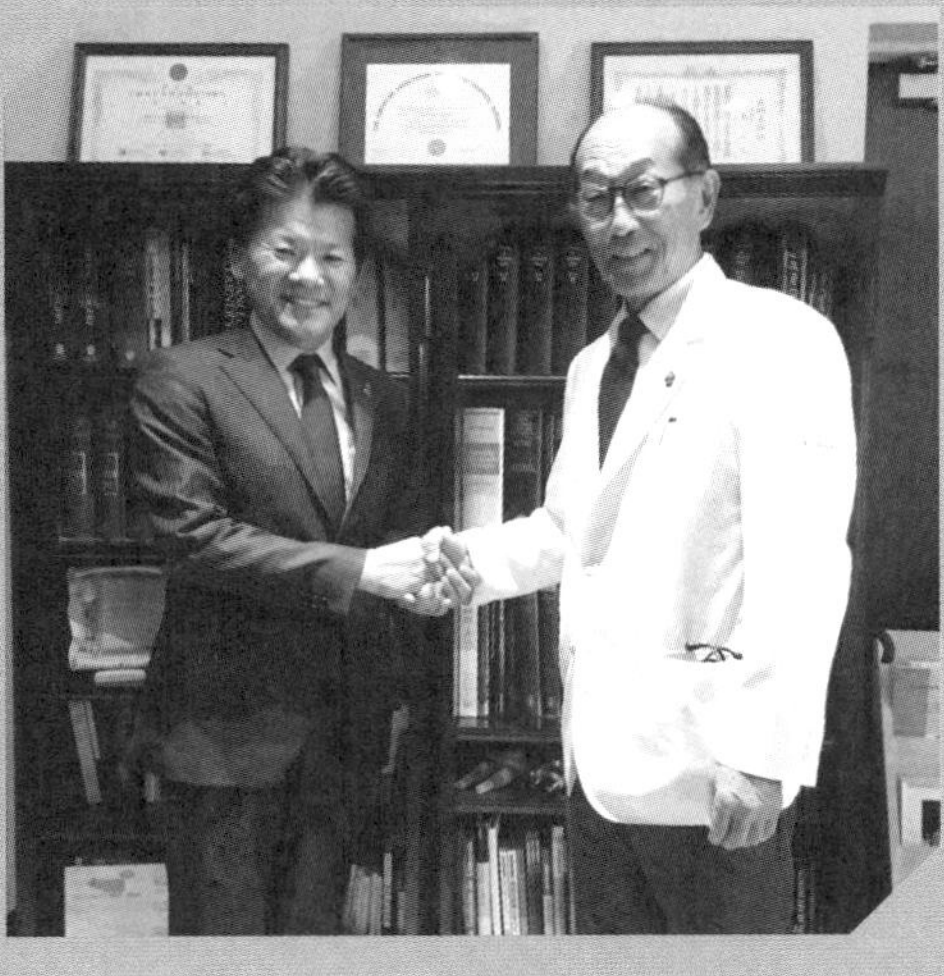

南和友氏は、1946年生。ドイツ・ボッフム大学永代教授、医療法人社団冠心会大崎病院東京ハートセンター顧問、医療法人友志会南和友クリニック院長。これまで2万例以上の手術を執刀してきた世界トップクラスの心臓外科医。

●スポーツは身体だけでなく精神も鍛える

――私（佐藤）は健康オタクなので先生の本を拝読して勉強してきました。本書のテーマである筋肉トレーニングや健康づくりについて、直接、お話しを伺えるのは、とてもありがたいことです。よろしくお願いします。

南先生　よろしくお願いします。

――世界でもご高名な先生なので、まさかお会いできるとは思っていなかったんですけれど、河口湖にある会社（アチーブメント株式会社）の保養所で集まりがあったときに来てくださった。

南先生　そう。あのときにお会いしたのが初めて。今から2年半前です。

――偉い先生なので、おっかなびっくりだったんですが、気さくに、いろいろ話をさせていただきました。

南先生 そのとき、誰かが佐藤さんはすごい筋肉を持っていますよ、と教えてくれた。私も、筋肉にはすごく興味があるので、見せてもらった。ズボンをめくったら、ふくらはぎがガチッとしている。これは本物だな、いいトレーニングをしているなと思いました。

――先生の筋肉もすごいです。お互い見せ合いっこしました（笑）。

南先生 私も、若い頃からスポーツに興味を持っていました。スポーツをすることが身体を鍛える、精神力も鍛えるとずっと考えていました。

――どういうスポーツをされていたんですか？

南先生　中学・高校で6年間、器械体操をやり、高校生でインターハイに出場しました。大学ではボート部で延べ7年間、鍛えられました。

——ご卒業後にドイツに渡られたんでしたね。

南先生　ひとりの医師が執刀する心臓の手術数は、日本にいたら年間20～30例くらいですが、ドイツだと400例はふつう。手術をたくさんこなして、早く一人前になりたかった。それでドイツに行ったのです。

——ドイツでもスポーツをされていたのですか?

南先生　ドイツではテニスをしていました。一見優雅に見えますが、テニスは激しいスポーツで、足首の靭帯を切ったりしたこともあって25年続けてやめました。その代わり

50代半ばくらいからゴルフを始めました。

――先生とゴルフをしたとき、スラっとしていて、お尻がピッと上がって、すごくカッコいい。先生のような70代になれたらいいなと思いました。

南先生　帰国後に勤めた群馬県の病院では、自宅と病院との間に河川敷のゴルフ場があって、そこで、ほぼ毎朝5時から7時までゴルフをする。打って走ってボールを拾って、また打って…。けっこうな運動になった。7年間、合計すると500回くらいになります。これは本当に楽しかった。

――先生のように、若いころからずっとスポーツや運動を続けている人は、意外と少ないですね。

南先生　佐藤さんは、「地球全体がトレーニング場だ」と言って、日常的に運動を続けている。それは素晴らしいです。

●スクワットだけでは盲点がある

――僕が心がけているのは、車やエレベーターなどをいっさい使わずに、とにかく歩くこと。それから下半身の筋肉トレーニングとして、ゆっくりやるスクワット（スロースクワット）です。

南先生　健康づくりに一番いいのはウォーキングです。地面にかかとをつけたときにふくらはぎに力が入る。それから身体を前に進めるときには太もものうしろ側の筋肉（ハムストリング）が働きます。足を前に振り上げるときには太ももの筋肉が必要です。姿勢をまっすぐにして歩くと、背中やおなかの筋肉が働きます。

――腕を振ると腕の筋肉も使いますね。

下半身の筋肉（前後）

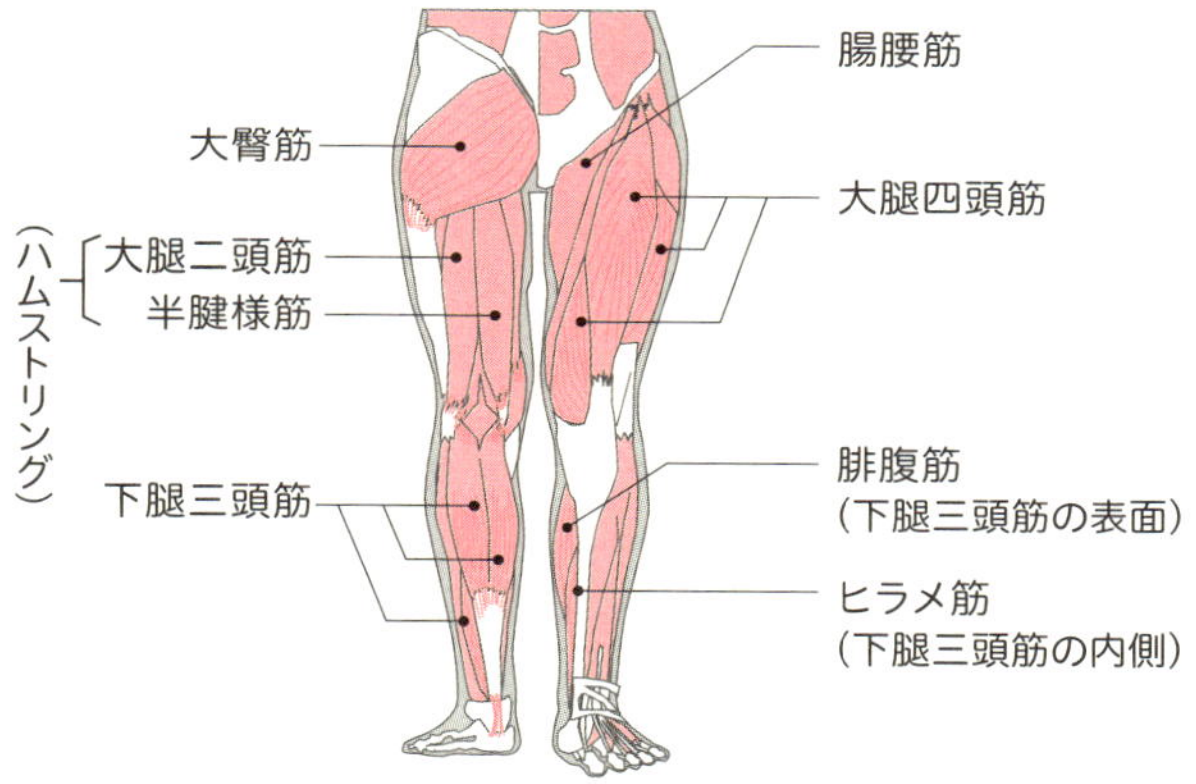

歩くときの筋肉

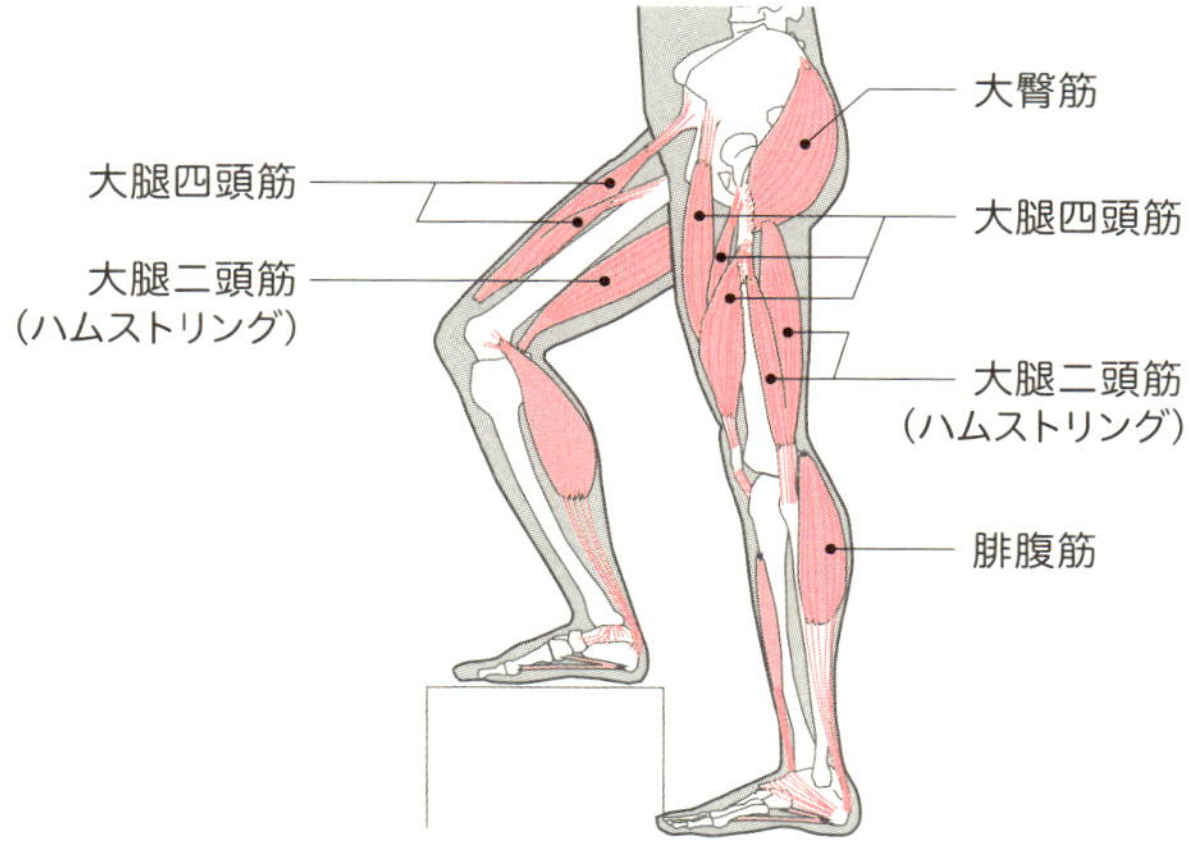

出典）：https://tiryo.net/kouzou.html

南先生　そうです。歩いているときには全身の筋肉を使っているのです。

――スロースクワットはどうでしょう。

南先生　スクワットで鍛えられるのは、まずはお尻の大臀筋(だいでんきん)。それから、ふくらはぎの筋肉（ヒラメ筋）。股関節周りの腸腰筋（ちょうようきん）もある程度は使います。ただ、盲点があります。

――そうですか？

南先生　スクワットをしているとき、腿の裏側の筋肉（ハムストリング）を触ってみてください。ふわふわで、力が入っていない。

――たしかにそうです。

南先生　スクワットで鍛えられる筋肉は限られているんです。そこで、これを補う運動が必要です。それには歩くのがいい。特に階段を上がる運動がハムストリングを鍛えます。

――僕はスクワットもやって、後は歩いています。階段でもエスカレーターは使わずに、あがったり降りたりします。どんなに長い階段でもそうしています。

南先生　スクワット＋階段歩き。この組み合わせは絶妙です。

――では、僕のトレーニングは理想的ですね。

南先生　そう。だから、健康だし、そのスタイルを保てているのです。

——先生のお墨付きをいただきました。これから、もう少し意識してウォーキングをしたいと思います。

南先生　さらに言えば、太ももの裏にあるハムストリングという筋肉を鍛える運動をお勧めします。足を前後に大きく開いて、上半身を立てたまま腰を落としながら身体を前方に動かします。その状態で10秒間保ったら膝を伸ばして楽にします。

——なるほど。ハムストリングが固くなって、しっかり力が入っているのがわかります。

南先生　骨盤もきちんと立てるようにします。女性は年齢とともに骨盤が前に倒れる傾向があります。この運動で骨盤をしっかり立てる。ヒップアップの効果もあります。股関節周りの腸腰筋をストレッチすることにもなって、足取りが軽くなったり、腰痛の予防やつまずきにくくなります。

ハムストリングと腸腰筋を鍛えるストレッチ

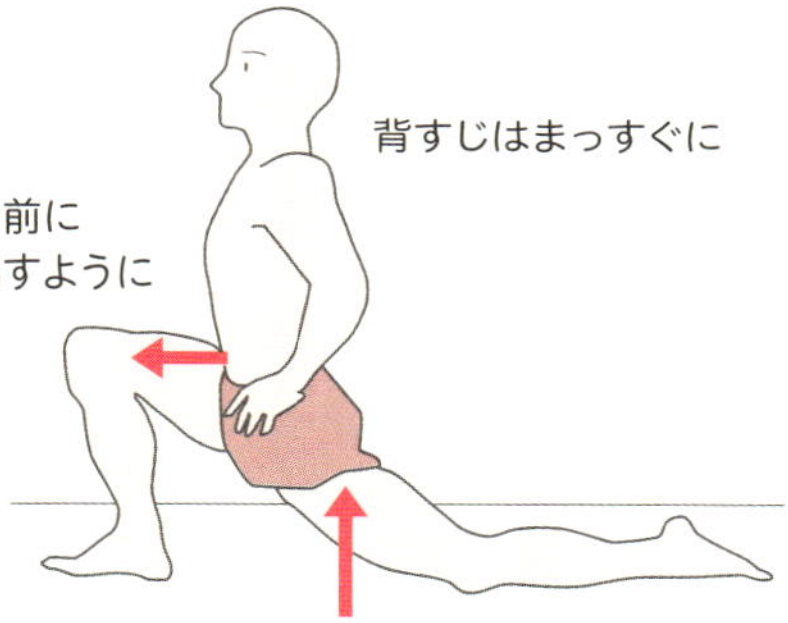
へそを前に
突き出すように
この辺りが伸びるように

腸腰筋（大腰筋＋腸骨筋）を鍛えてヒップアップ

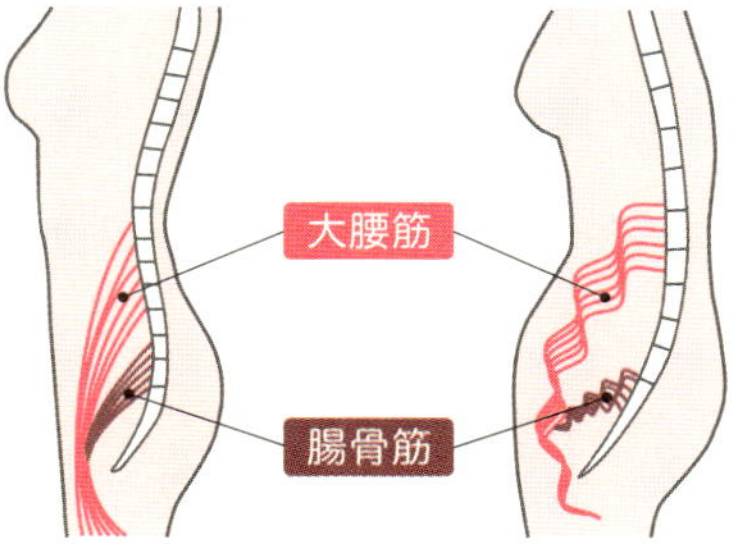

腸腰筋を鍛えると
おなかがへこみヒップアップ

腸腰筋がゆるんでくると
おなかポッコリ、ヒップも下がる

●ジョギングは心臓に悪い！

——健康づくりにジョギングをする人がたくさんいます。

南先生　私は、基本的にジョギングやマラソンはしないほうがいいと考えています。

——意外です。なぜでしょうか？

南先生　ジョギングは熱心にやればやるほどアスリートの領域に近づきます。ジョギングをするとアドレナリンというホルモンが分泌されます。このホルモンは心身を活性化させ神経を興奮させるので、精神的に安定した適度なレベルを超えてしまう状態に駆り立てます。

——いけいけどんどん、になるということですね。一度、皇居でマラソンをしたことがあって、走っているうちに、何か止められなくなってしまう。もっと速く、もっと速くと、どんどん人を抜きたくなる。息も心臓も苦しくなっても、なんとなくやめられない。

南先生　それを続けていると、いわゆるアドレナリン中毒になります。身体を使うことが気持ちいいので、動いていることがやめられなくなる。苦しいことを達成すると、今度はエンドルフィンという快感をもたらすホルモンが出てくる。適度なレベルで楽しむうちはよくても、アドレナリンを出して目標を達成しエンドルフィンを出す。今度はさらに高い目標を達成し、再びエンドルフィンを出すような状態を繰り返すのがアドレナリン中毒です。

――アルコール依存症と似てますね。

南先生　そうです。中毒とまではいかなくても、ジョギングで血圧も上がるし、心臓にも負担がかかる。そういうことを長く続けていると、かえって健康を害することになります。私の患者にはプロのスポーツ選手がたくさんいますが、心臓が肥大している人がけっこういます。仕事柄、きついトレーニングをし続けているせいです。

――心臓が肥大すると、どうなりますか？

南先生　若いうちに突然死したりします。有名なアスリートで、そういう例はたくさんあります。ジョギングは普通の人の健康づくりには適さないのです。それに、そもそも心臓の筋肉は鍛えてはいけないのです。

――そうなんですか？　筋肉は鍛えるほど強く太くなると思っていましたが…。

南先生　ふだん使っている筋肉（骨についている骨格筋）は、たしかに鍛えると大きくなり、強くなります。筋肉隆々の身体になるんですね。しかし、心臓の筋肉はまったく逆。鍛えれば鍛えるほど弱くなる。

——なぜでしょう？

南先生　心臓を過度に働かせると、心臓の筋肉に行く血液の供給が間に合わなくなって、栄養や酸素が不足し、それを補おうと心臓はより一生懸命に働きます。しかしそのせいで筋肉の柔軟性がなくなり、固くなってしまうのです。一種の悪循環です。これが続くと、心臓が大きくなり心肥大という状態になる。これが突然死の原因になることがあります。

——知りませんでした。でしたら心臓を鍛えないようにする方法を教えてください。

南先生　3つあります。第一に「運動をしすぎないこと」。第二に「血圧を上げないこと」。血圧が高いということは、それだけ心臓に負担がかかって筋肉を鍛えることになるからです。そして、第三に「ストレスを避けること」です。

――ストレスが心臓に影響するのですか？

南先生　ストレスがかかると、それに対抗するために、先にお話ししたアドレナリンという攻撃型のホルモンが活発に分泌されます。そのせいで心臓がドキドキ、バクバクする。脈拍もあがる。血圧も高くなる。つまり心臓を鍛えることにつながるのです。

●夜に運動するのは控えた方がいい

――南先生がふだんの生活で実践されている習慣はありますか？

南先生　私は、だいたい朝4時半ごろ起きます。明るい時期なら、5時ごろからウォーキングを始めます。

――僕は5時には起きて動くようにしています。先生の4時半はかなり早いですが、身体にとっては、その時刻に起きるほうがいい、ということでしょうか？

南先生　眠りと覚醒には生物としてのリズムがあって、生活の仕方、特に起床と就寝は、そのリズムに合わせるのが基本です。

——どういうリズムでしょうか？

南先生　日が沈むと脳の松果体というところからメラトニンというホルモンが出て眠くなってきます。眠っている間はエンドルフィンなどリラックスさせるホルモンが出ていて、脈拍も血圧も下がっている状態です。それが、朝4時ごろになると、アドレナリンが出始めて身体が活性化して、心拍数や血圧が上がってきます。目覚めて活動する準備を始めるわけです。身体は毎日、このリズムを刻んでいます。

——車でいえば、エンジンが掛かり始めている、ということですね。

南先生　そうです。４時ごろにはエンジンがかかっているのに、起きずに寝ているのは、車が動き出そうとしているのに、ハンドブレーキをかけて無理やり止めているようなものです。

――それではエンジンが焦げ付いてダメになる。

南先生　ふだん朝7時、８時に起きる人がたくさんいます。土日になると休みだからと言って昼まで寝ている人もいる。しかしこれではリズムに合わない負担を身体にかけているので、身体を壊すのは当然です。

――就寝は何時がベストですか？

南先生　遅くとも11時にはベッドに入りたいですね。私は10時に寝ます。

――僕も11時には寝るようにしています。たまに、11時半とかになりますけれども。

南先生　自分で就寝時刻を決めて、それをしっかり守ること、決めた時刻より遅くならないことです。私は疲れたなと思うときは9時に寝るときもある。その代わり、9時に寝れば4時には目が覚める。それでいいんです。早く起きすぎということはない。エンジンがかかってくる前に自分が起きていればいいんだから。エンジンがかかったらすぐにスタートできます。

――人によってはある程度の時間を眠らないと、寝不足かなと思う人がいますが、違うわけですね。

南先生　たしかに頭が疲れている日もある。たとえば夜の11時、12時まで会議をやっていると、疲れてはいてもしっかり眠れない。なぜかというと、会議中にはアドレナリンがどんどん出ている。身体のリズムからいうと、メラトニンが出ているにも関わらず、無理やりアドレナリンを出して、メラトニンの作用を抑えてしまう。敵を攻撃せよ！というような状態になっています。

——それはなんとなくわかります。僕も、そういうことがあります。

南先生　アドレナリンが出ているので、身体はエネルギーをどんどん使う。すると乳酸という疲労物質ができて身体が酸性に傾いてしまう。脈拍もどんどん速くなって、寝ても寝つかれない。熟睡もできないことになる。こうした事態を防ぐにはアドレナリンの出るような状況をできるだけ夕方の早いうちに止めておくことです。

——仕事の仕方にも関係しますね。

南先生　そうです。残業して夜遅くまで仕事をするような生活を続けていては身体によくない。

――夜にスポーツクラブで運動するのも、あまりよくないんですね。

南先生　それはやめたほうがいい。夜なのに、どんどんアドレナリンが出てくる。身体が休もうとしているのに無理やり起こそうとしているわけですから。疲れた馬に鞭打っているのと同じです。

――僕も前に夜走っていたことがあるんです。7～8年前ですけれども。感覚的にちょっと違うなと思って、いろいろ本を読んだら、「夜の運動はよくない」という意見が多かった。それで朝型に切り替えました。

●どうすれば精神を鍛えられるのか

――僕は筋肉を鍛えていますが、先生は「神経を鍛える」ということも勧められています。気持ちのありようが健康に影響するということでしょうか？　自分でも、そう感じることがよくありますが…。

南先生　その通りです。気持ちに関係しているのが自律神経と言われる神経です。心臓や胃腸、血管など内臓器官の働きをコントロールしている神経で、私たちの意思で動かすことはできません。

——運動や筋トレに関係しているのは、違う神経ですか？　運動神経という言葉はよく使いますが…。

南先生　筋トレや運動、スポーツに関係しているのは体性神経という神経です。自分で意識して手や足を動かすことができるのは、この神経の働きです。

——はっきりした理由なく体調が悪いと「自律神経失調症だな」と言われたりします。

神経の分類

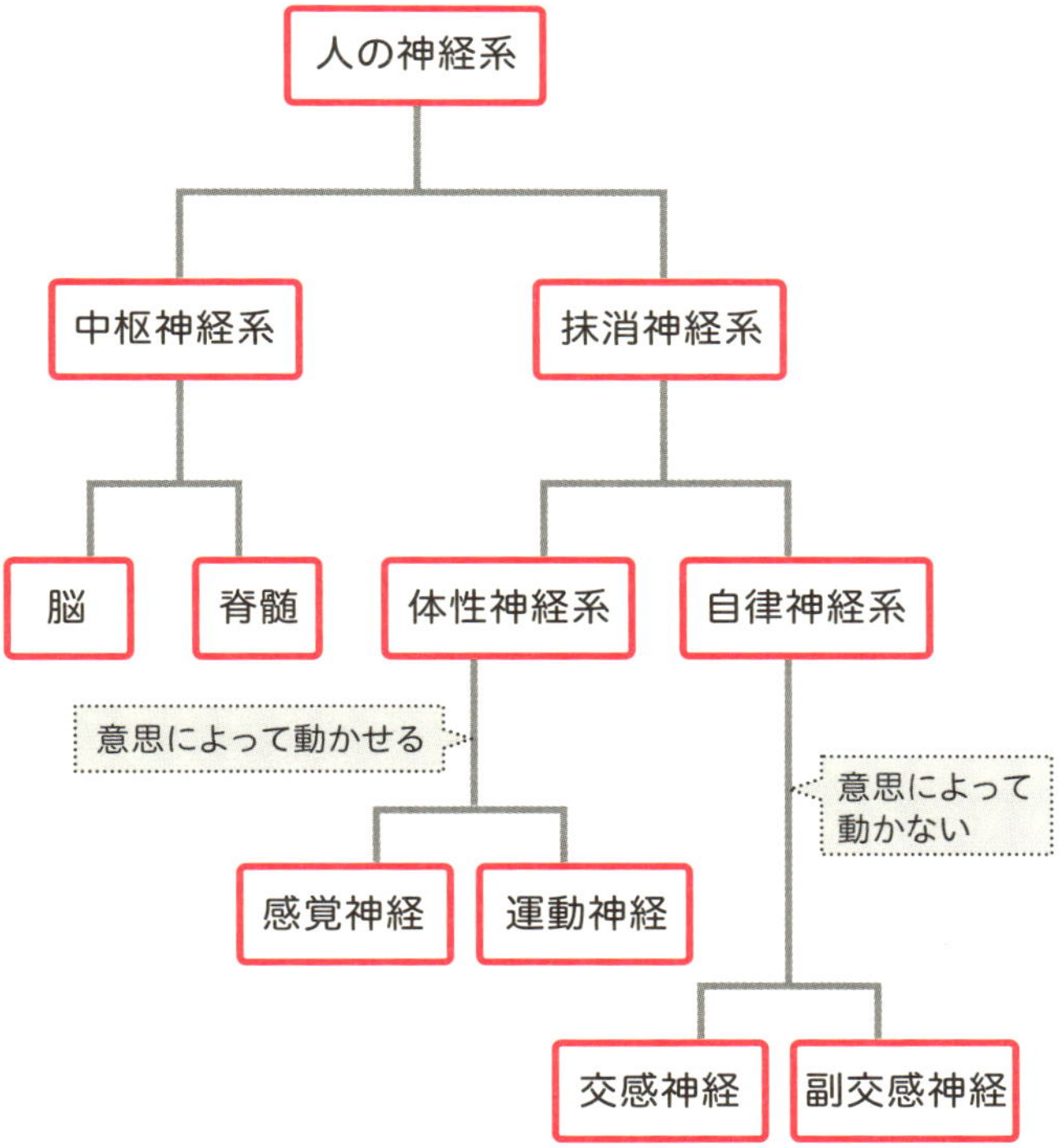
人の神経系
中枢神経系
抹消神経系
脳
脊髄
体性神経系
自律神経系
意思によって動かせる
意思によって
動かない
感覚神経
運動神経
交感神経
副交感神経

南先生　自律神経には、交感神経と副交感神経の２種類があって、常に両方が働いていますが、状況によって、どちらか一方の働きが活発になります。そのバランスのあり方が体調に影響します。集中して仕事や激しい運動をしたり、緊張したときは交感神経が活発になって、心臓がバクバクして脈が速くなります。呼吸も浅く速くなります。脳の働きも活発になります。

――たしかに意識しなくても自然にそうなります。では、リラックスしているときは、どうなんでしょうか？

南先生　副交感神経が活発になって、心臓の動きは遅くなり、脈も減ります。呼吸もゆっくりになります。脳の働きも落ち着いて、ゆったりします。

――戦闘状態では交感神経、休息状態では副交感神経ということですね。どちらの神経も意識して働かすことができないとすると、どのようにしたら鍛えることができるのでしょうか？

南先生　神経が働く最小値を少しずつ大きくしていく、という考え方をします。たとえば、スキージャンプ競技の一流選手に高梨沙羅さんという若い女性がいます。100メール近くある高低差を飛んで着地します。普通の人では怖くて、とてもできませんが、彼女にそれができるのは、小さいころから、少しずつ高さをあげながら練習してきたからです。

――彼女はジャンプを3歳頃から始めて、最初は2メートルくらいの高さを降りて、5メートル、7メートル、10メートルというふうに段階的に高い位置からでも飛べるように練習してきたと聞いています。

南先生　そうです。ジャンプで飛ぶときは緊張するので交感神経が活発になる。すると心臓も速くなり、身体がかたくなったり気持ちが乱れたりします。同じ高さで飛ぶ練習を何度も繰り返しているうちに、交感神経がそれほど働かなくてすむようになります。その高さを少しずつあげていく。

――交感神経が働いてしまう最小値の水準を高めていくんですね。

南先生　そうです。その積み重ねで、あんな高さからでも平常心で飛べるようになります。それだけ交感神経が鍛えられたのです。筋トレにも共通して言えることです。

――リラックスするときの副交感神経も鍛えることができるのでしょうか?

南先生　同じことです。副交感神経が働く最小値を上げていくのです。リラックスについて「鍛える」というとピンとこないかもしれませんが、要は五感、つまり味覚や聴覚、視覚、触覚、臭覚を鋭く豊かにする、ということです。

――先生のなさっていることを教えてください。

南先生　私はパリに行ったときに必ず美術館に行きます。そこでたくさん絵画を観る。最初はたいして感動しなかった作品でも、20回、30回も観ているうちに、そのすばらしさがわかってくる。美しさに対する感覚が鋭くなり、感動しやすくなる。感動して快感を感じているときは副交感神経が活発になっています。

――音楽でも料理でも、同じように、そのよさがわかるようになることが大切なんですね。

南先生　クラシックを初めて聴いたときにはよくわからなかったことが、繰り返し聴いていると、その曲を理解できるようになり、深みがわかってくる。副交感神経が働く水準が高くなっている。それだけ鍛えられた、と言えるのです。

――交感神経が働いて、心臓がガンガン働いて血管が収縮する。その一方で、副交感神経が働いて心臓を休め血管を広げる。その両方が必要なんですね。

南先生　その通りです。交感神経と副交感神経が交互に働くことで、血管は収縮と拡張を繰り返すので柔軟になり血流がよくなって健康づくりに役立ちます。ふたつの神経は仲の良い夫婦のようなもの。夫がダーッと出ていくと、奥さんがちょっと待ちなさいと、暴走を止める。だから、夫はときどき後ろを振り向いて、妻がついてきてるかなと注意する。妻が遅れたら待ってやる。それをやらないと交感神経一辺倒になってアンバランスになり身体を害するのです。

――なるほど。夫婦は常に仲よくですね。ありがとうございました。

1章

顔も、スタイルも、姿勢も、
カッコよく

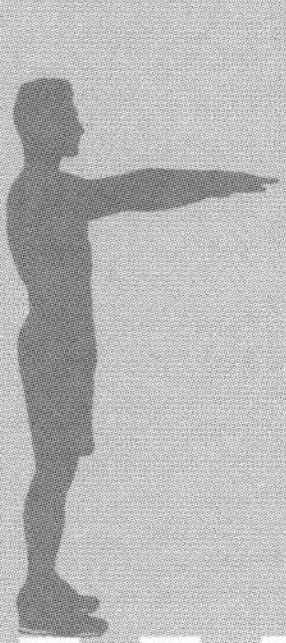

▼60歳が人生のピークだなんて、おこがましい！

皆さんはご自分の「人生のピーク」について考えたことがありますか。

年齢やご自分の環境など、さまざまな理由で、「自分の人生のピークは過ぎた」という人も「これからがピークだ」という人もいるでしょう。

会社に勤めている人なら、「40代あるいは50代がピークで、定年で終わり」と考える人が多いのではないでしょうか。

しかし、いまは「人生100年」の時代です。平均余命を考えても、定年を迎えたあとも20年から25年の人生があります。

定年前がピークだとしても、それはあくまで仕事面でのこと。仕事以外のこと、たとえば趣味や社会的な活動や家族関係などでのピークもあります。

「会社を辞めたあとがほんとうの自分の人生」という人にとっては、定年後にピークが来るのでしょう。

90歳を過ぎてから陸上を始めて、マスターズ陸上の100メートル、105歳以上のクラスで世界記録を打ち立てた人もいます。

人生のピークはほんとうに人さまざまです。

僕はいまの仕事をこれからもずっと続けたいと思っています。では、ピークはいつか。50歳の頃には60歳をピークにしたいと考えていました。一般的な定年の年齢です。60歳になってみたら、まだまだ元気だし身体も健康、知力の衰えもない。これがピークなんておこがましい、傲慢だ。そんなふうに感じました。

それならと、ピークを延ばして70歳としました。10年延長したのです。

さて、いま68歳。70歳間近になってみて、どうか。まだまだ衰えを感じません。未熟ささえ感じます。やりたいことがいっぱい出てきた。やはり70歳で体力、知力がピークなんておこがましい、傲慢だなという考えになった。それで、もっとやると決めて、いまは80歳でピークにもっていこうと考えています。

こんなふうにピークを先延ばしにするのはいい加減な感じもしますが、利点もあります。なによりこれからピークを実現しようというのですから、意欲が人生にプラスに働きます。もっと努力しよう、もっと学ぼう、もっとトレーニングしよう、そういう前向きな気持ちになります。

皆さんにも、これから先の「人生のピーク」をつくること、その目標を立てることをお勧めします。

▼「もう年だから」「ちょっと疲れた」を禁句に

ところで、そもそも自分がどのようになったら、あるいは、何をしたらピークと言えるのか、そう認識できるのでしょうか。

そのことをできるだけ具体的に考え想像してみることが大切です。ピークとは、いわば目標ですから、具体的にイメージするほど、それを実現するステップも具体的に考えることができます。そのことから逆算して、毎日のやるべきことも決まってきます。

僕のピークは、人生最高の研修を行なうことです。大きな講堂で千人くらいの人を前に公開研修をする。テーマは「どうしたらほんとうの幸福を手に入れられるか」です。

これまで数え切れないほどの人に営々と話してきたテーマです。その集大成となる話をしたい。受講生には心から楽しんでもらい、心に届いて、それぞれの人にとってほんとうの糧となるような研修をする。

終わったときには、ワーッと満場の拍手喝采をもらう。それで、僕の講師人生の幕引きとしたい。これが僕の想像する、そして実現したいピークです。

その実現に向けていろいろな準備が必要ですが、まず土台づくり、つまり健康な身体をつくること、そのように身体を鍛えることが重要だと考えています。

そのために考え実行してきたのが、あとでくわしくお話しする筋肉トレーニングです。筋肉はどんな年齢になっても鍛えることができます。

身体は鍛えれば鍛えるほど自由になります。鍛えれば鍛えただけ言うことをきいてくれる。

何歳になっても階段を平気で上り下りし、飛び跳ねることもできる。上り坂を全力疾走もできる。アラ古稀でも、このくらいの動きは平然とできます。僕自身が身を以て証明します。車は使わないし、電車で座ることもしない。トレーニングのルーティンを決めて毎日、欠かさずに続けているおかげです。

身体の自由が利くことは、人生の可能性が広がることでもあります。

当然「ちょっと疲れたな」と思うことはあります。僕くらいの年齢だと、おそらく多くの人がそう思います。

「もう年だから、無理はやめよう」「これ以上何かできなくても、とりあえず現状をキープしよう」

心の中で、そうつぶやいたりする。

僕は、ちょっと違います。

疲れを感じたときは、「これだけの仕事に耐えられるだけの身体がまだできていないんだな」と考える。仕事が多いことが問題ではなく、身体が問題。だから、もっと鍛えて、この程度なら疲れなど感じない身体にしよう、そう考えるのです。

これから迎える「人生のピーク」を実現するための準備体操のようなものです。

▼「健康」は数値ではない

少し角度を変えて、お話ししましょう。

僕は人材教育のコンサルティングを業務とするアチーブメント株式会社に勤務しています。この会社の業務の基本となっているのが「選択理論（選択理論心理学）」という考え方です。アメリカの精神科医ウイリアム・グラッサー博士が50年前から提唱している新しい心理学です。

簡単に言えば、以下のようなもの。

「すべての行動は自分の選択である。自分の行動を選択できるのは自分だけであり、他人に選択されないし、他人の選択を左右することもできない」

つまり人に行動を促すとき、その人が心から納得しなければ、人は行動に移らない、というものです。このように考え、行動することで、人間関係をスムーズにすることができるとします。

選択理論では、誰もが持っている基本的な欲求として、次の5つをあげています。

- 生存の欲求
- 愛・所属の欲求
- 力の欲求

●自由の欲求
●楽しみの欲求
個々の欲求の強弱は人によって違いがありますが、誰もがこの5つの欲求を持っていることは共通しています。

この中でもっとも基本的なものが「生存の欲求」です。人が生きていくために必要とするものを求めるわけですから、優先度はもっとも高くなります。

具体的に言えば、食欲や睡眠欲、性欲、排泄欲、健康を求める欲求などで、これらを満たせば満足感や喜びがあるし、逆に、満たすことができなければ不満や苦痛を感じます。

僕たちは、意識的か無意識的かは別にして、この欲求をより満足させるように行動します。不満や苦痛があれば、それを軽くしたり、取り除くように行動するのです。

たとえば、おなかが減れば食事をし、どこかが痛くなったら医者に行って痛みを取り除こうとします。

生存の欲求を満たすうえで重要なのは、簡単に言えば健康であることです。

5つの基本欲求

楽しみの欲求

新たな知識を得たいという欲求。主なものに、**ユーモア、好奇心、学習・成長、独創性**の４要素がある。

生存の欲求

飲食や睡眠、生殖などの身体的な欲求。主なものに、**安全・安定、健康、生殖**の３要素がある。

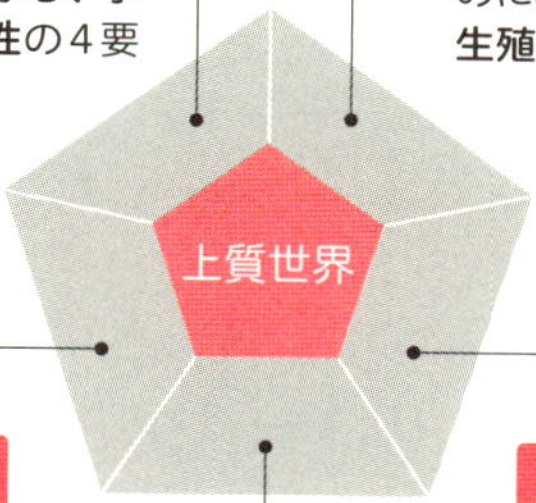

自由の欲求

自分のやりたいようにしたい、という欲求。主なものに、**解放、変化、自分らしさ**の３要素がある。

愛・所属の欲求

誰かと一緒にいたいといった満足な人間関係を求める欲求。主なものに、**愛、所属**の２要素がある。

力の欲求

認められたい、勝ちたいといった欲求。主なものに、**貢献、承認、達成、競争**の４要素がある。

ビジネス選択理論能力検定委員会（2013）
『ビジネス選択理論能力検定３級公式テキスト』アチーブメント出版より

誰もが望んでいるのは「幸せに生きる」「幸せになる」ということでしょう。そのためには、身体が健康であることが基礎であり土台です。

注意したいのは「健康」は数値ではないということです。血圧とか血糖値とか、体重とか、そうした数値は健康の指標の一つかもしれませんが、健康そのものでありません。

健康であるということは「病気でない」こととも違います。

僕はこう考えます。

健康であるというのは、その人自身の生きる目的を充足させるために、十二分に動ける身体の状態にあること――。

生きる目的は、人それぞれでしょう。

僕は生涯、バリバリの現役で人前に立って話をすることが目的なので、それが可能な身体ならば健康、それができなくなれば健康ではない、ということになります。

もう老後なのでゆっくり本を読んだり庭の手入れを楽しんだり、たまには妻と二人で温泉に行くということが目的なら、それを支障なくできる身体であれば健康と言えるでしょう。

将来に人生のピークを設定して、それを実現するとなれば、いざそのときに、それを実現できるような状態であることが「健康」と言うことになります。その健康に向けて日々、身体を鍛えることが必要となります。

▼「見てくれ」のカッコよさにこだわる

僕の「人生のピーク」には仕事のほかに、もうひとつの要素があります。

「カッコよく生きたい」「カッコよく見られたい」というものです。いまでも、そう思っていますし、ピークに向けても、そうありたい。そして、ピークのときは「最高にカッコいい！」と、自分でも感じられるし、人からもそう見られるようにしたい。

「カッコよく」は健康と並んで僕の最優先のテーマです。

僕にとっての「カッコいい」とは何か。それは身体が自由に動く、健康でスタスタ歩く、階段をタッタカのぼる、上り坂を全力疾走できる、自転車に乗ってさっそうと街を走り抜ける、そういう感じです。爽快感、充実感、達成感などの気持ちもカッコよさの要素です。

タクシーなんてあまり使いません。電車に乗っても、妻は座っても自分は立っている。妻がエスカレーター、エレベーターを使っても、僕は階段であがる。そこまで徹底しています。

マイカーや高価なブランドものには関心がない。どんなりっぱな車やブランドものも、ぜんぜんカッコいいと思いません。それらは僕にとっては自分を飾る付属品でしかない。大切なことは生身の自分自身です。

自分自身の自覚的な身体の状態と同時に、人からどう見えるか、「見かけ」「見てくれ」のカッコよさを大事に考えています。「人から見てどうか」は、生きていくうえですごく大きな要素だと思います。

若い女性社員や受講生の女性たちに「細身のスーツがよく似合う」とか「お尻のシルエットがすてき」などとほめられると、すごくうれしい。

「若々しい」と言われても、「いや、それほどでも」と謙遜したりしません。

「そう。どうもありがとう」と返します。

妻と外出するときにも、ピシッと決まる感じで、並んで歩けるのがいい。

先日、妻と宝塚を見に、有楽町の東京宝塚劇場に行きました。2500を超える席はほとんど女性で満席。男性はほんの少しです。だから、やっぱり意識する。妻が離れたときなど女性の中に一人で立っている。古稀が目の前の身ではありますが、「おじいさんね」とは絶対に見られたくない。ほんとうの年齢を伝えたときには、「えっ、まさか。嘘でしょ」と言われたい。

ほめられれば自信になる。自分を肯定する自己肯定感が強くなる。単純に嬉しいし楽しい。優越感に浸れもする。それが健康度を押し上げてくれるし、トレーニングへのモチベーションにもなる。それによって、ますます自信がつく。まさに好循環です。

だから、健康は検査値のような数値がどうこうというよりは、心理面が大切なんです。いわば「自己満足」の世界です。でも、それは決して悪いことではない。

「見た目よりも中身」と言いますが、「中身も大事、見た目も大事」でいきたい。見た目が悪ければ、中身も「?」となる。「男の顔は履歴書」というように、中身は顔に表れる。僕は、それが顔だけではなくて、スタイルや姿勢や動きすべてで評価されると考えているのです。

青木仁志さん

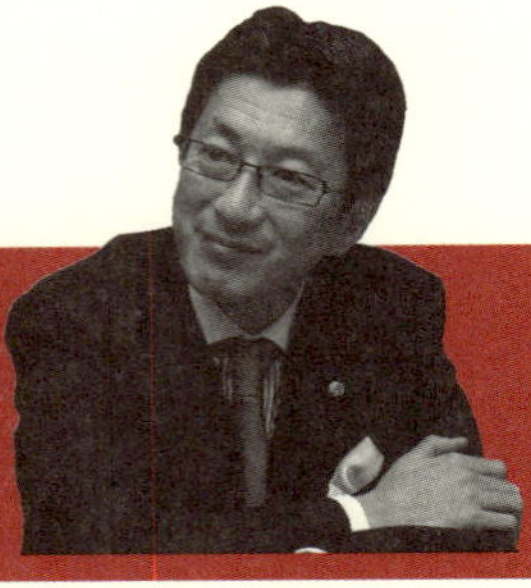

人材教育コンサルティング会社・アチーブメント（株）創業者・社長。会社設立以来、39万名の人財育成に従事している。1955年生まれ。

●佐藤さんは地球上で最強のパートナー

佐藤さんとは元々は友だちです。ご自身で事業をされていたころに、私のほうから三顧の礼を持ってアチーブメントに取締役として来てもらいました。

そのとき、私は佐藤さんと共に、社会をよりよくするため、この会社を人材教育で絶対に日本一にすると改めて決意を新たにしました。

友人として22～23年、会社経営のパートナーとして15年ほどのおつきあいになります。

私が惹かれたのは、佐藤さんの人柄のよさです。表裏がなく、どんな時も誠実。常にポジティブで、その明るさを周囲にも与え続けてくれます。健康、家族、人間関係、仕事における貢献、そして趣味の5つの分野を充足させながら、人生を楽しんでいる。

人としてはもちろん、ビジネスのパートナーとしても心から信頼しています。佐藤さんが入社後に、会社の規模は5倍以上、グループ全体で約7倍になりました。その力は絶大です。本当に感謝しています。私にとって佐藤さんは、共通の価値観・目的・目標を持った真の協力者、最強の協力者、「パワーパートナー」です。

佐藤さんは、プロスピーカーの世界では天才です。伝達力の本質にある「在り方」は言うまでもなく、「やり方」の部分でも、話の中身はもちろん、間の取り方、聞いている人への投げかけなど絶妙です。その研修は、プレッシャー・批判・強制が一切なく、本当に楽しい。「また研修を受けたい」と誰もが思うでしょう。

講師としては佐藤さんと私は対照的といえるかもしれません。

私は理詰めで本質をグーッと貫いていくような話をします。それを佐藤さんが柔らかくしてくれます。それぞれが相乗効果となって受講生の学びは促進されていきます。その点でも佐藤さんは私のベストパートナーと言えるでしょう。

●愛犬を連れた30分の散歩が私の健康法

佐藤さんが、年齢など一切感じさせない素晴らしい研修ができる最大の要因は、健康だからでしょう。身体が健康なので「気」が充実しています。そのエネルギーが外に表出し、周囲に好影響をもたらすのだと思います。

私も健康には自信があります。私は、この28年の間、『頂点の道』講座を毎月開催してきました。単一講師が28年間にわたり3日間の講義を、700回近く、それも1回も休むことなく毎月連続開催してきた。おそらく単一講師の開催では最もロングランだと思います。3日間×700回で約2100日、つまり約6年間ずっと講義をしているということになります。もちろん講師としての活動は研修以外にもあるので、実際にはもっと稼働しています。加えて、グループ・関連財団合わせて10以上の経営に責任がありますから、仕事は毎日、とてもタイトで分刻みです。

こうしたスケジュールを長年こなすことができたのは、身体や精神的な面での不調が全くなかったおかげです。

もっとも、いわゆる健康法として実行しているのは、佐藤さんほど徹底していません。階段の上り下りは、「なるべくエスカレーターやエレベーターを使わない」程度。ゴルフはしますが、ボケ防止と長生きを考えて始めた「六十の手習い」ですから、まだまだです。佐藤さんは、ゴルフカートにも乗らず移動していますが、私はカートに乗るときもあります。

あえて健康法といえば、飼っている柴犬の散歩は欠かさないようにしています。散歩係なので、毎朝、最低30分は歩いています。佐藤さんの筋トレに比べると、ものすごく地味ですが、この時に身体を動かすだけでなく、思考もクリアになります。これが私の一番の健康法です。

●週3回は社長室横の瞑想の部屋にこもる

身体を使う健康づくりはこの程度ですが、生活習慣の中に組み込んでいることがたくさんあります。ストレスを解消する、楽しみながら遊ぶ、家族と交流するといったことを含めた、主に「精神面での健康法」です。

家族と健康と自分の楽しみというのを分離させない発想をしています。子どもが小さいころは、時間があれば子どもと卓球をやり、月曜日の夜は私が手料理をふるまうという習慣でした。子どもたちとの旅行では私も得意なスキーに行き、遊びながら下半身を鍛えたものです。

私はクリスチャンなので、基本的には日曜日の午前中は教会に行って、午後は家族と過ごし、夜は家族で食事をします。日曜日は「家族の日」です。

また年4~5回は妻と海外に行っています。「これからは日本の名湯を回ろう」と話しているところです。なにより日常から離れてリラックスできるのが旅行のよさです。

ちょっと変わったことでは、瞑想とヨガをしています。

社長室の横には瞑想の部屋があって、静かな音楽を聴きながら瞑想をします。週3回ぐらいは部屋にこもります。

ヨガもときどきやります。自己流ですが、気持ちがいいものです。あとは、多忙の日々でも、信頼できる医師による人間ドックなどを行い、病気を未然に防ぐようにしています。

以上でおわかりのように筋トレはしません。筋肉をつけるのはあまり好きではない。ふくらはぎ自慢の佐藤さんとは、タイプが違うのです。

健康づくりについては、佐藤さんが「動」、私は「静」です。でも共通しているのは、「病気になる前に予防する」ということです。

●健康は縁ある人の幸せに貢献するために

私は、72歳から75歳にピークが来ると思います。あと12年。マインド、ノウハウ、スキル、すべてを総合的に高めるために精進します。

教育系・研修系のトレーナー、コンサルタントとして、人材の育成、特に指導者の育成において、人材開発の分野で日本を代表する第一人者になる。12年くらいをかけてその目標を成就するだろうと思っています。

佐藤さんと私の作品であるアチーブメントグループをさらに「クオリティカンパニー」にします。

高校中退の溶接工見習いから、つまりほとんどゼロからキャリアをスタートし、限りなく理想に近い組織体をつくったら、「能力開発のスペシャリスト」として、それなりの評価をいただけるでしょう。

佐藤さんは「自分のピークは80歳」と言っています。もうすぐ「85歳」と言い始めるはず。願望どおりに成し遂げるでしょう。それどころか100歳まで生きると思います。

「健康がすべてではない。しかし健康を失うとすべてを失う」——。これは私の言葉ですが、私たちが健康を意識するのは、縁ある人の幸せにもっと貢献したいから。これからもパワーパートナーとして、佐藤さんとともに活動していきますし、本書の読者の皆さんが、常に健康でエネルギッシュに、さらにご活躍をされることを祈ります。

2章

身体年齢は
キレキレ・バリバリの32歳

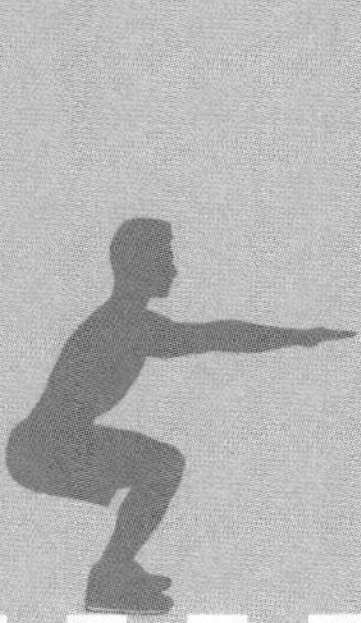

▼30年間病気知らず。お尻がピッと上がった68歳

僕は昭和25（1950）年10月13日生まれの68歳です。「もうすぐ古稀」、今風に言えば「アラ古稀」です。

この年齢になると、多くの人が健康面でいろいろな問題を抱えるようになります。高血圧、糖尿病、高脂血症、動脈硬化などはごく一般的なものですが、ガンになる人も増えてくる。心臓に疾患が出たり、脳卒中を経験する人も増える。尿漏れに悩む人も出てくるし、うつ的な精神状態に陥る人も見られます。

そういう、いかにも「年寄り」的な症状と僕はまったく無縁です。

この30年以上の間、病気と言えば、インフルエンザを1回やり、6〜7年前に盲腸炎にかかったくらい。病気らしい病気はしたことがないし、体調を崩したこともありません。風邪を引いたのは35年ほど前です。「疲れたぁ」「しんどいなぁ」も「眠れない」も「腹の具合が悪くて」という変調も経験しません。

腰痛とか肩こり、四十肩や五十肩もありません。

年1回、病院の人間ドックで全身のチェックをしてもらいますが、血圧、糖尿、血中コレステロール、中性脂肪など、どの項目も基準をクリアしています。

自分自身の体感は科学的にも裏付けられている、ということです。

身体年齢は32歳だそうです。


外見はこのとおり。

身長170センチ、体重は65キロ。この数字は30代からまったく変わりません。

全体に細身です。背筋はまっすぐ伸びています。

年齢とともに重力に逆らえずに垂れてくるお尻も、ピッと上がっています。

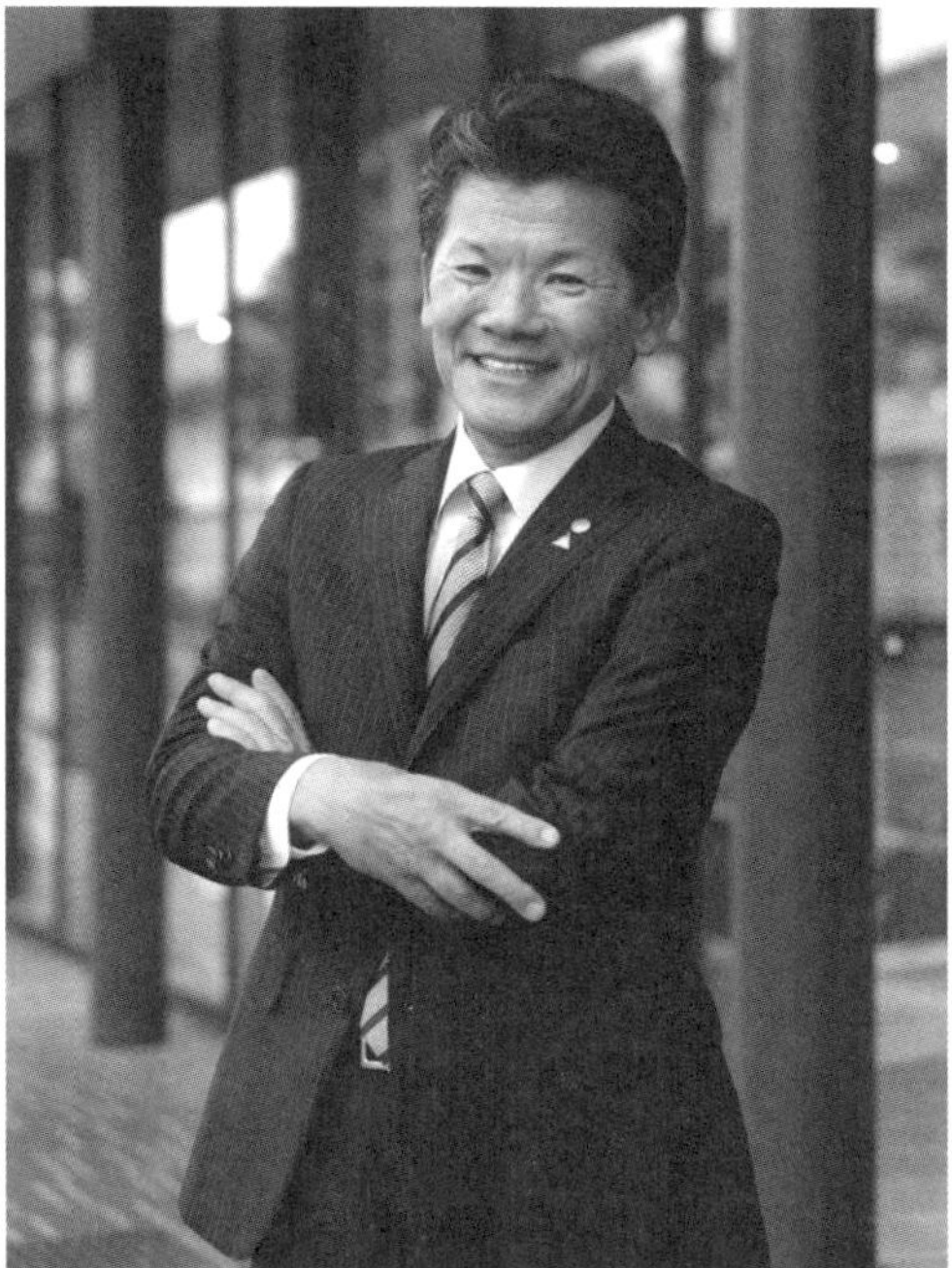

▼夜の営みも衰え知らず

ちょっと脱線しますが、この年齢で、夜の営み、つまりセックスも現役バリバリです。世の中には勃起不全（いわゆるインポテンツ）の人が多いことは、その治療薬の広告があふれていることでもわかります。悩んでいる人が、それだけ多い。30代から、そういう人もいて、「セックスレス」ということばも一般的になりました。

セックスは、30代は3日に1回、40代は4日に1回、50代は5日に1回、60代は6日に1回、70代は7日に1回、80代は8日に1回。それをきちんとできるのが夫婦円満のベースである——というのが僕の持論です。

その線はきっちり守ってきているし、いまでも守っています。

▼毎日、立ちっぱなし、しゃべりっぱなしも苦にならず

僕が勤めるアチーブメント株式会社は、人材教育コンサルティングを業務としています。個別の企業に対するコンサルティングだけでなく、参加者を広く募集して行なう公

開研修も実施しており、リーダーシップ、マネジメント、目標達成の技術、人間関係の作り方などをテーマとして研修をしています。全国から毎回およそ150～200人の方々が参加されます。

僕は研修トレーナーであり、役員も務めています。

トレーナーとしての仕事が主で、要するに、そのときどきのテーマでカリキュラムに沿って話をします。

毎週、火曜日から土曜日までの5日間、朝の9時から夜の10時、11時まで。途中で休みは入りますが、毎日、10時間以上ほぼ立ちっぱなし、しゃべりっぱなしです。研修のコースによっては夜10時になることもあるし、日をまたいで午前様になることもあります。

月曜日は役員として、部門長会議、全体会議、役員会などに出るので、1日中会議です。いろいろな決裁事項は、この日にほとんどすませます。

休めるのは日曜日だけということもあります。

それ以外に月に1、2回、大阪、名古屋、福岡などへの出張があります。

30代からずっとこのスタイルを続けてきました。

社内では最高齢ですが、相当（たぶん一番）働いていると自負しています。

「アラ古稀にしては、ずいぶんハードだな」と思われるかもしれませんが、ぜんぜん問題ありません。

大げさではなく、頭も身体もいつもキレキレ・バリバリで過ごしています。

50歳、60歳、70歳という年齢の大きな区切りで心身の不調を感じる人がほとんどだと思いますが、僕にはそれがない。その理由は、日々のトレーニングにあります。

いったい、どんなことをしているのか。次の章で、くわしくご紹介します。

3章

いざ実践！　スロースクワット

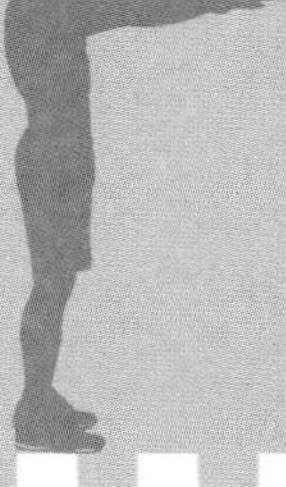

▼「筋肉隆々＝健康」ではない

僕がやっているトレーニングは、簡単に言えば、筋肉を鍛えるトレーニング、いわゆる「筋トレ」です。

筋トレというと、重いダンベルを歯を食いしばって何回も持ち上げ、ボディビルダーのようなムキムキの身体をつくるようなトレーニングをイメージしがちですが、僕がしているのはまったく違います。発想、視点が異なるのです。

どこがどう違うのか。トレーニングのやり方を説明する前に、このことをお話ししましょう。

「人生は下半身です！　下半身を鍛えましょう！」。

僕は研修で、参加している皆さんに、大きな声でこう断言します。この言葉を聞くと「うふっ」という顔をする人がいます。「下半身」という言葉に反応するのです。あなたもそうではありませんか。でも、それは違います。

身体の筋肉は全身の至るところに分布していますが、おおざっぱに分けると上半身の筋肉と下半身の筋肉に分けられます。このうち健康に関係があるのは下半身の筋肉です。筋トレというと、腹筋や胸の筋肉、肩や上腕の筋肉が盛り上がるような運動をイメージする人が多いでしょう。いわゆる「マッチョ」ですね。ですが、上半身の筋肉隆々は、見かけと異なり健康にはあまり関係がないのです。

僕の筋トレは健康な身体にするためのトレーニングですから、こうした筋トレとはまったく異なります。

では、なぜ、下半身が重要なのか。筋肉の7割は下半身にあり、それぞれ健康づくりに重要な役割を果たしているからです（17ページ図参照）。

まず、大臀筋（だいでんきん）。お尻についている筋肉です。身体の中でもっとも大きな筋肉です。股関節の動きを支えるので、歩いたり走ったりすることに関係し、ここを鍛えると歩き方が改善し、つまずいたり転んだりすることを防ぐ効果があります。

また、この筋肉を鍛えることで、新陳代謝や免疫に関係する成長ホルモンの分泌が活発になります。若々しさを保ち、血液の流れをよくする働きもあります。

太ももにある大腿筋（だいたいきん・大腿四頭筋）も比較的大きな筋肉で、膝関節の曲げ伸ばしに関係するので、鍛えると高齢者に多い膝痛の予防に役立ちます。大臀筋と同じように成長ホルモンの分泌に関係しています。

ふくらはぎの筋肉（腓腹筋：ひふくきん）も大きな比重を占めます（次ページ図参照）。ふくらはぎの筋肉は「第二の心臓」とも言われ、血液を足から心臓に送り返す働きをしています。

心臓から下肢に流れてきた血液は再び心臓へと送り返す必要がありますが、下肢が心臓より下にあるうえ、重力の作用もあるので一定の負荷をかけて心臓へと押し上げなければなりません。そのポンプの働きをするのがふくらはぎの筋肉なのです。

このポンプの働きが十分でないと、全身の血液の流れが悪くなり、脚のむくみやだるさ、皮膚の炎症を招くこともあります。

あまり知られていませんが、骨盤底筋という筋肉もすごく重要です。名前の通り、骨盤の底、肛門の周囲を覆っている筋肉です。恥骨、坐骨、尾骨に付いていて、膀胱や子宮、直腸を支えています。排泄にも関係していて、この筋肉がゆるみっぱなしになると尿漏れや頻尿といった、高齢者に多く見られるトラブルが起こりやすくなります。

ふくらはぎの筋肉（腓腹筋とヒラメ筋）

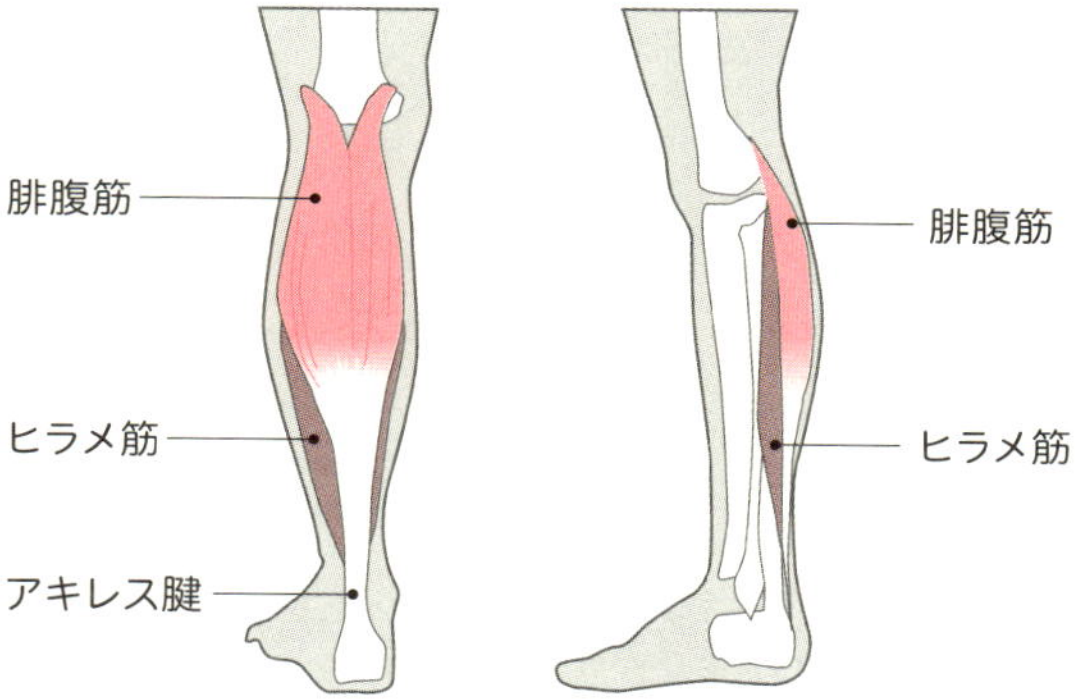

縁の下の力持ち骨盤底筋（男性と女性）

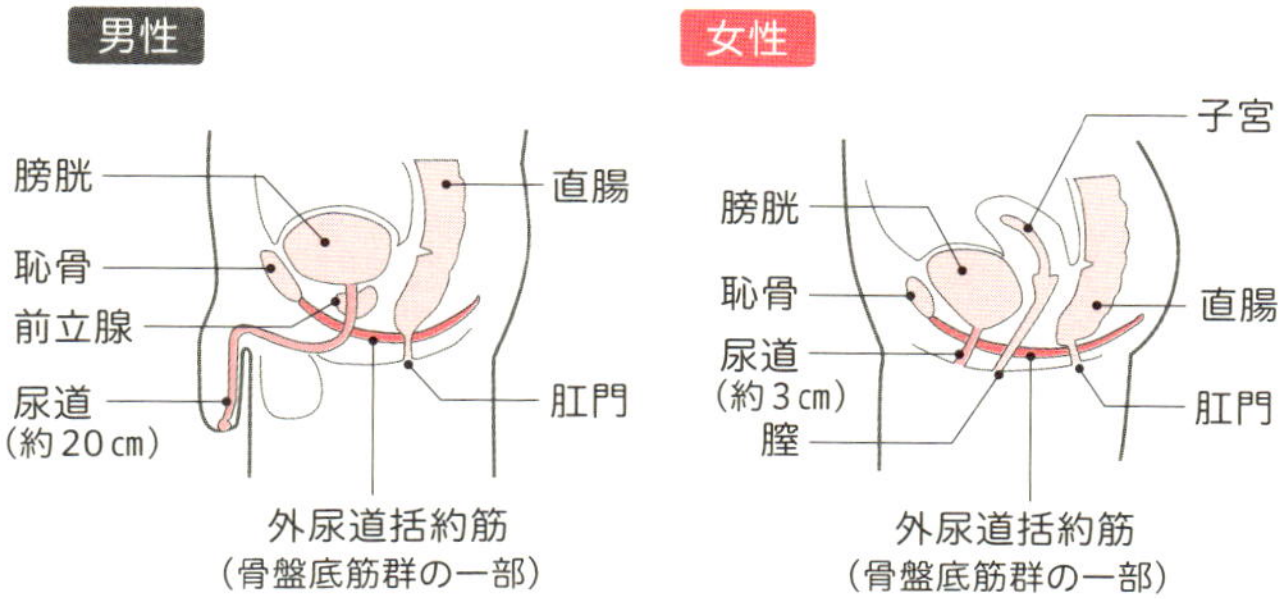

ⓒ花王ヘルスケアナビより

男性機能の維持・アップに役立つ筋肉であることも付け加えておきます。

大臀筋、大腿筋、ふくらはぎの筋肉、それに骨盤底筋。健康を支え強化するこれら4つの筋肉をすべて一度に、効果的に鍛えることができるのが、僕が実行しているスロースクワットなのです。

▼これがエイイロー流スロースクワット

スクワットについては多くの人がご存じでしょう。

芸能人で言えば、森光子さんや黒柳徹子さんがすぐに思い浮かびます。

森光子さんの代表作『放浪記』では、主人公がでんぐり返しをする場面があります。森さんが90歳を超えてもでんぐり返しができたのは、ふだんからスクワットをしていたからです。プロレスのジャイアント馬場さん直伝だそうです。

黒柳徹子さんも80歳を超えて『徹子の部屋』などで名司会ぶりを見せてくれるのは「スクワットをしているから」と言っています。

100歳を超えて一度歩けなくなった金さん、銀さんが、再び歩けるようになったの

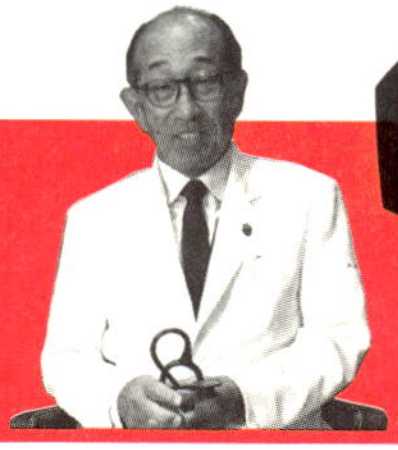

南和友のワンポイントアドバイス❶

ENJOY SLOW SQUAT

■筋肉のマッサージは血管のマッサージ■

高血圧や心臓病、脳梗塞などを引き起こす原因として動脈硬化が知られています。文字どおり動脈が硬くなることですが、血管の内部に脂肪などが貯まり、血管の内径が小さくなることも動脈硬化のひとつの症状です。

動脈硬化が進むと、血流が悪くなったり、血の塊（血栓）ができやすくなったりして重篤な病気を引き起こす恐れがあるので避けるのが賢明です。

運動で筋肉を鍛えることが動脈硬化対策になります。

筋肉は筋膜という膜に包まれていて、その下に動脈が通っています。運動したり、そのあとストレッチで筋肉をのばすと、血管も一緒に収縮したり弛緩したりします。血管をマッサージをすることになるのです。

すると、血管の内側から一酸化窒素が出てきます。一酸化窒素は血管をやわらかくする働きを持つので、そのため血流もよくなります。

運動やストレッチで血管内の一酸化窒素を増やせば、動脈硬化を予防したり改善したりすることができます。

もスクワットのおかげです。金さんは107歳、銀さんは108歳で天寿を全うされました。

高齢の女性が実行していることからわかるように、スクワットは身体に大きな負担をかけずにできる筋トレです。

僕のやり方は、スロースクワットという方法です。

「スロー」がつくこと、つまり、ゆっくりと動くことがポイントです。

立って両足を肩幅と同じくらいに広げます。これが基本姿勢です。

腕は特別なことをしません。僕は胸の前で組んでいますが、そのまま身体の横にたらしてもいいですし、腰に当てていてもかまいません。

その姿勢で膝を曲げ、腰を下げる・上げるを繰り返すのが基本です。

後ろに椅子があると思って、椅子に座る要領で腰を少しずつ下ろしていきます。上半身をまっすぐ立てたまま、垂直に降ろす感じです。

重心を足の裏の真ん中から少しかかと寄りにかけるとやりやすいでしょう。

膝の曲げをしだいに大きくしていき、ももが床と平行になるくらいまで腰を下ろしま

▼毎日実践しているスロースクワット（横と正面）

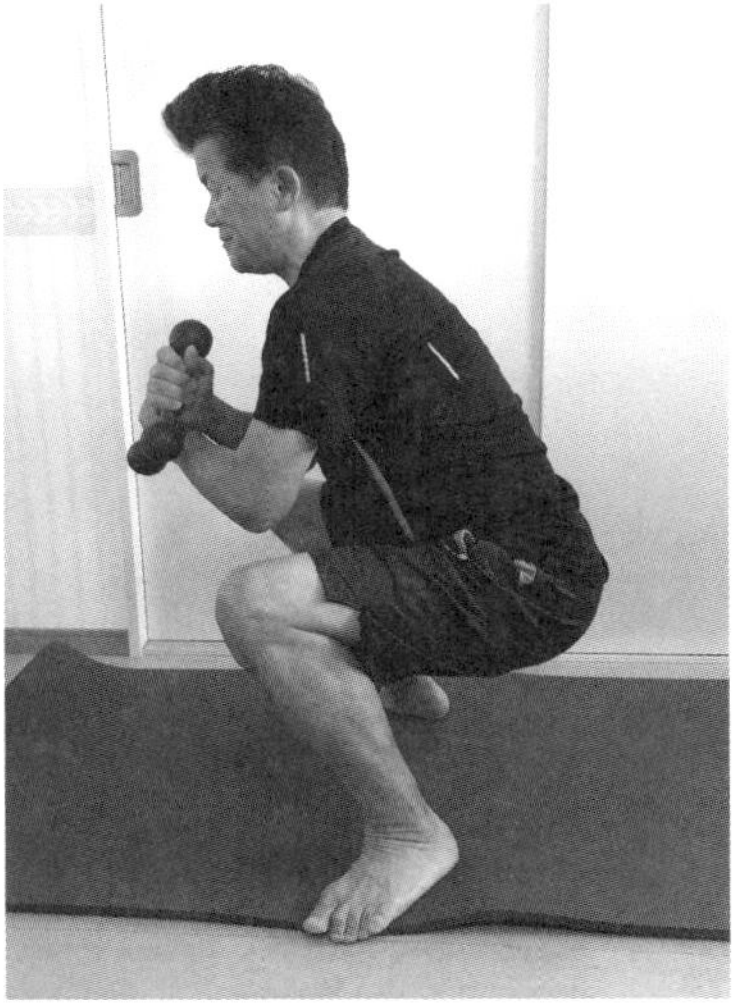

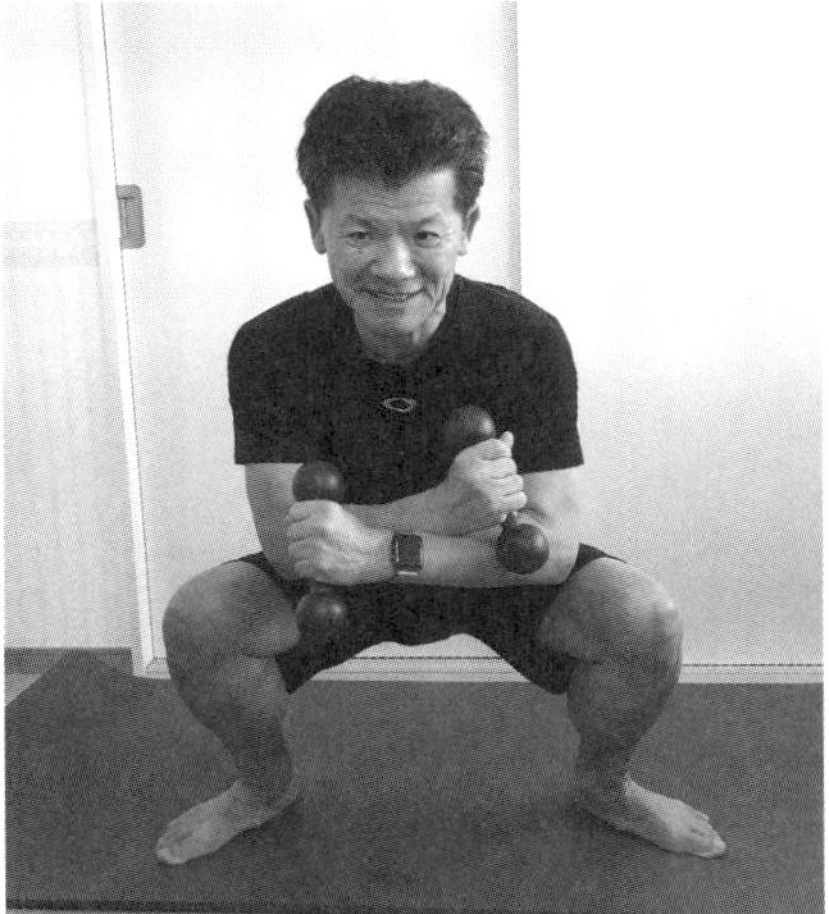

す。膝とももの角度はほぼ90度です。上半身は自然に少し前屈みになります。そのままの状態を少し保ち、それから上げていき、もとの姿勢にもどります。

これがベストのやり方です。

「スロー」と付いているのは、この腰の上げ下ろし・膝の曲げおろしをゆっくり時間をかけて行なうためです。

腰を下げるときは3~5秒かけます。ももが床と平行になったらそのままの姿勢を5秒間維持します。それから、また3~5秒かけてもとの立位に戻ります。「イーチ、ニー、サン、シー、ゴー」と声を出しながら、するのもよいでしょう。

筋肉にある程度の負荷をかけるために、腰をおろしきらないまま維持します。また、腰を上げたときも膝をまっすぐに伸ばしきらないようにします。この状態から、腰を下げる動作に移るのがコツです。

回数を稼ぐために反動をつけて腰を上げ下げするのは、筋肉への負担が軽くなるので、トレーニングとしては不十分になりがちです。

腰を上げたときも、膝をまっすぐにして完全に立ってしまわないように。膝を伸ばしてしまうと、大腿筋に負担がかからず休むことになります。

スロースクワットしている間は、自然な呼吸を続けてください。息を止めて踏ん張ると血圧が上がるなどの弊害が出ることがあります。

たとえば、腰をおろすときには息をゆっくり吐きながら行ない、腰を上げるときは息をゆっくり吸いながら行ないます。

腰をそこまで下ろせないなど、人によってはできること、できないことがあるでしょう。あくまでもできる範囲で無理をしないことを大原則として始めます。膝の曲げは中途半端でも、ももが床と平行にならなくてもかまいません。

気をつけたいのは膝を深く曲げたとき、膝が脚の指先より前に出ないように注意します。膝に負担がかかり痛みを招くことがあります。上半身を垂直におろすことを心がけるとよいでしょう。

回数も無理のない範囲にします。最初は1回でもいいので、とにかく毎日、続けて、少しずつ回数を増やしていきます。それにつれて、腰のおろす程度もベストに近づいていくはずです。

前に椅子を置いて、その背もたれにつかまってやるのも「あり」です。高齢の方や膝に不安のある方は、このほうが安全です。

音楽を聴きながらでも、テレビを見ながらでもかまいません。

▼最初は3回くらいを目標に

僕は毎朝、このスロースクワットを1セット20回で3セット、トータルで60回行ないます。

1セットごとに30秒インターバルを入れます。

全体で5分程度です。

両手に5キロのダンベルを持ち、胸の前で組んで膝の曲げ伸ばしをします。筋肉に大きな負荷をかけることでトレーニングの効果を上げています。

スクワットは30年前からやっていますが、このやり方になったのは5～6年前のことで、スロースクワットを始めた頃は3回くらいが限界でした。それから少しずつ回数を増やし、負荷をかけていまのやり方になったのです。

この筋トレセットをするのは、基本的に朝だけです。目標回数をこなしたら、それ以上はやりません。勤務中に時間ができたとき少しやることはありますが、気が向いたときだけです。

▼ゆっくり動くから負荷がかかる

実際にやってみるとわかりますが、ゆっくりやるスクワットは意外に筋肉を使います。そこに意味があります。ゆっくりした動きだから、回数は多くなくても効果があるのです。

スクワットで回数を多くしようとすると、思い切り腰をおろし、降りた反動を利用して膝を伸ばして腰を上げるやり方になります。スピードが速く、短時間で回数を稼ぐことができます。僕も最初のころはそのやり方をしていました。呼吸もあがるし、「やった感」も得られます。

ところが、この方法を続けていても、筋トレとしての効果がそれほど上がらないことに気づきました。そういう実感がありましたし、いろいろな本を読んで勉強もして、「スロー」がよいことがわかったのです。

弾みを利用して動くと、筋肉にかかる負荷が小さく、フォームを崩してしまいがちで、その結果、膝も痛めやすいというデメリットもあります。ゆっくりと曲げ伸ばしする方がよほど負荷をかけることができるのです。

▼1日1回でも「毎日やる」

健康のための筋トレで最も重要なのは、決めたことを毎日、続けることです。

まずは、1日にやる回数を決めます。最初は1回でもかまいません。回数をいろいろ変えて試してみて、自分にできる回数を設定します。

それからはとにかく自分で決めた回数をクリアしていきます。派手さはなく地道な繰り返しですが、1か月もやり続けると下半身の筋肉は強化されます。「歩きやすくなった」とか「疲れにくくなった」とか、「肌の色つやがよくなった」とか、何らかの効果が感じられるようになるはずです。「継続は力なり」です。

そんな効果を感じられれば、それを励みにやり続けることができるでしょう。

「筋肉は貯金できない」と言われるように、手を抜いていてやらないでいると、すぐに貯金は底を付きます。今週は一生懸命トレーニングしたから、来週は休みにしようというようなやり方では、せっかく貯めた「筋肉貯金」はあっという間に消え失せます。

大学のときに鍛え抜いてすばらしい身体をしていたアスリートが、会社勤めをするようになると、短期間でダボダボになってしまう例はいくらでもあります。皆さんの周囲にも、そういう人はいるでしょう。ご自身で体験済みの人もいるかもしれません。

ただありがたいのは、筋肉貯金には年齢制限がないこと。還暦を過ぎても、僕のようにアラ古稀になっても筋肉は鍛えることができるのです。

▼筋肉に過剰な負荷をかけない

スロースクワットは、筋肉に大きな負荷をかける運動でないことは、これまでのお話しでおわかりと思います。ゆっくりと、静かな負荷をかけるのが特長です。

スロースクワットの目的は幸せに生きるための健康な身体をつくることにあって、ムキムキの筋肉をつくることではありません。

隆々とした筋肉は、筋繊維という細い筋細胞が肥大化したものです。繊維を太くするには、繊維がいったん切れるほどの大きな負荷をかけます。切れた繊維が修復されるときに、以前よりも太くなります。これを繰り返すことで、筋肉は肥大化するのです。

ボディビルのようなハードな筋トレがこれに当たります。切れた繊維が修復されるのには時間がかかるので、毎日続けて行なうのではなく、2〜3日おきにするのがふつうです。

これに対しスロースクワットは筋肉を太くすることが目的ではないので、

骨格筋（横紋筋）の構造

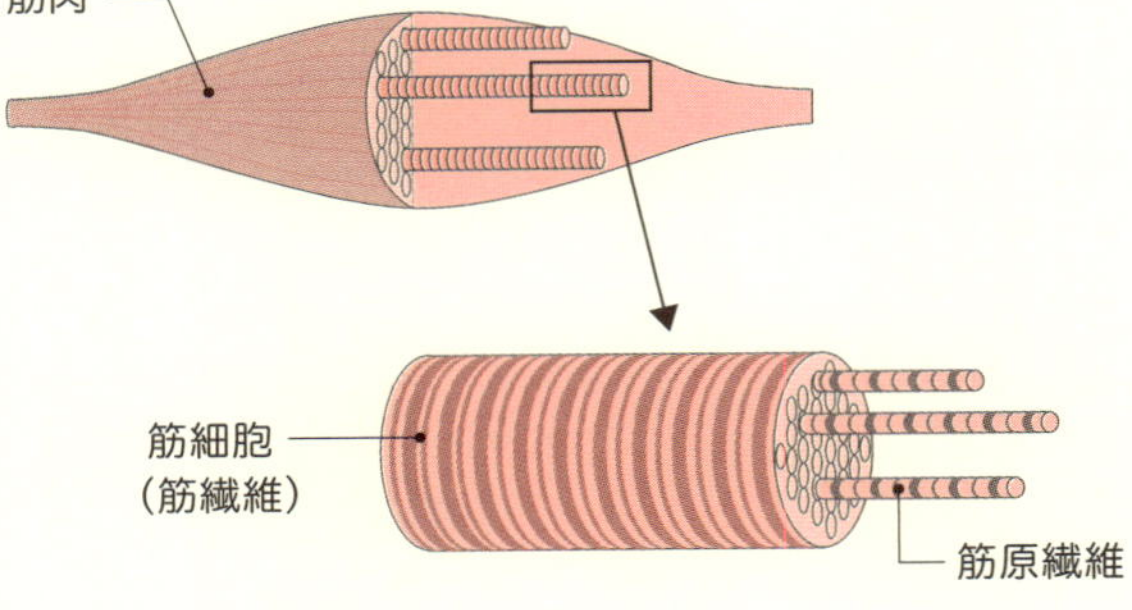

筋肉肥大のしくみ——

筋繊維の周囲には筋肉を修復する筋衛星細胞（サテライト細胞とも呼ばれる）が存在し、負荷により筋肉が傷ついたときはこの細胞が筋肉の一部になり肥大していくとされる繊維が切れるほどの負荷をかけることは不要です。トレーニングに何日ものインターバルを設けるのは逆効果です。

あくまで、休むことなく少しずつ繰り返すことが基本です。

このようにして身体に筋力が付くと、身体の基礎代謝が向上します。

基礎代謝とは、何もしないでじっとしていても、生命活動を維持するために体内で自動的に行われている活動（代謝）のことです。具体的に言えば、内臓を動かしたり体温を維持したりするための働きです。

これによって消費されるエネルギーのことを基礎代謝量といいます。

人が消費するエネルギーは、ふだんの生活での活動で約3割（身体活動量）、食事をした後に内臓が消化などに使うエネルギーが約1割（食事誘発性熱産生）、それ以外の6割が基礎代謝で使われます。

基礎代謝の働きが高いほど基礎代謝量は大きく、健康で太りにくい身体になります。

基礎代謝の中で、エネルギー消費がもっとも多いのは筋肉です。ですから、筋肉を鍛えて筋肉量を増やすことが基礎代謝量が大きな身体をつくることになります。

スロースクワットは、この面からも健康づくりに役立ちます。

▼使っている筋肉を意識する

筋トレのときは筋肉の状態を実感するよう心がけます。

腰をおろすときには、どの筋肉に、どの程度の負荷がかかっているか。

腰をあげるときには、どの筋肉が緊張しているか。

それらを実感しながら、「おお、いま大臀筋に効いているな」とか「ふくらはぎに効いてるな」と思いをめぐらせます。

特定の筋肉に注意を向けて意識しながら動くと、その筋肉が効果的に鍛えられます。

「今日は太ももの筋肉（大腿四頭筋）をメインに鍛えよう」と思ったら、膝の曲げ伸ばしのときに太ももの筋肉に意識を向けます。

尿漏れ予防には骨盤底筋を鍛えるのが効果的なので、肛門回りを意識してスクワットをします。

僕のやり方はもう少しざっくばらんで、スクワットをしながら筋肉に話しかけます。

「さあ、大臀筋、よろしく。いくよ、いくよ」

「今度は大腿四頭筋、がんばろうね。もうすこし鍛えてほしいだろ」

「さあ、これで終わり。よくつきあってくれたね。ありがとう」

こんな具合です。

「筋肉とお友達になる」ということです。

長野オリンピックのスピードスケートで金メダルを取った清水宏保さんは、筋肉を部分的に動かす練習をしていたそうです。大腿四頭筋だけをピクッと動かすとか、大腿二頭筋だけを動かすとか。限界を超えた肉体コントロールで、それでこそ驚異的なスピードが可能になったのです。それも、個々の筋肉を意識することが出発点だったのではないでしょうか。

皆さんにもぜひ試してほしいですね。

筋肉と話しをしながら筋トレをすると、終わった後、すごい達成感があります。頭の中でもいいですが、声に出して話すほうが「話しかけ」感があって、意識も伝わりやすいと思います。

腹筋や胸筋などを鍛えるトレーニングでも共通して言えることです。

▼続けるための工夫エトセトラ

筋トレはとにかく毎日、やり続けることが大事。何とかアイデアを出し、工夫して、飽きず、休まず実行してください。スロースクワットはアイデア次第です。

たとえば「ながらスクワット」はどうでしょう。

手っ取り早いのはテレビを見ながらのスクワットです。

僕の筋トレタイムは早朝ですから、TBSテレビで朝5時25分から始まる情報番組「あさチャン！」を見ながらトレーニングします。メインキャスターの夏目三久さんの大ファンなので、彼女のおしゃべりがトレーニングを楽しくしてくれます。

好きな音楽を流して耳を傾けながらするのもよいでしょう。

5分くらいの短い時間なので、朝起きたとき、歯を磨きながら、ベッドや布団を上げた時など、日常生活の中に取り込んで時間を決めると長続きしやすいかもしれません。

ゆっくり動くことと回数をかぞえることを忘れずにしてください。

▼絶倫スクワットで夫婦円満に

この章の最後に「人生は下半身」の真髄（？）とも言える筋トレを紹介します。夫婦生活を円満にするのに絶大な効果を期待できるトレーニング、その名も「絶倫スクワット」です。

それほどむずかしい方法ではありません。これまでお話ししてきたスロースクワットにちょっと工夫を加えるだけです。

基本形に比べて、足の開きを大きくします。両膝がつくる角度が大きいほど効果があります。肛門に力を入れることがポイントです。腰をおろすとき、そのまま止まっているとき、腰を上げるとき、どの動きのときも肛門をグッと締めるように力を入れます。

これで特に鍛えられるのがセックスに関係する骨盤底筋です。

前にも述べたように骨盤底筋は、お尻の尾てい骨から会陰部（えいんぶ）をはさんで身体の前面の恥骨までの部分をハンモックのように覆い、骨盤と内臓を下から支える筋肉です。排尿や排便のコントロールにも関係します。

骨盤底筋は骨盤を支えているので、この筋肉が衰えると、女性ならお尻が垂れたり下半身太りになります。膣の締まりも悪くなるそうです。男性の場合はペニスの根本にもつながっているので勃起にも影響します。逆に言えば、この筋肉を鍛えるとペニスの血行がよくなるので勃起力が高まります。

その効果のほどは、セックスを仕事にしているAV男優の間に、このスクワットが脈々と伝えられていることでもわかります。

僕の研修にAV男優の方がプロダクションのマネジメントなどを勉強するために参加してくれたことがあります。お話を聞くと、AV男優として長く現役を続ける秘訣が、この絶倫スクワットだというのです。

AV男優の仕事は実にハードです。

男は女性と違って「フリ」ができません。準備ができなければ、いつまでも撮影に入ることができません。その日撮影できなければ、コストも倍になります。

興味本位で参入する男性は多くいますが、ほとんどが続きません。ライトが悶々と照らす中、カメラマンや音声さん、多くの人の中で仕事をしなければならないのです。

▼AV男優も実践するという「絶倫スクワット」

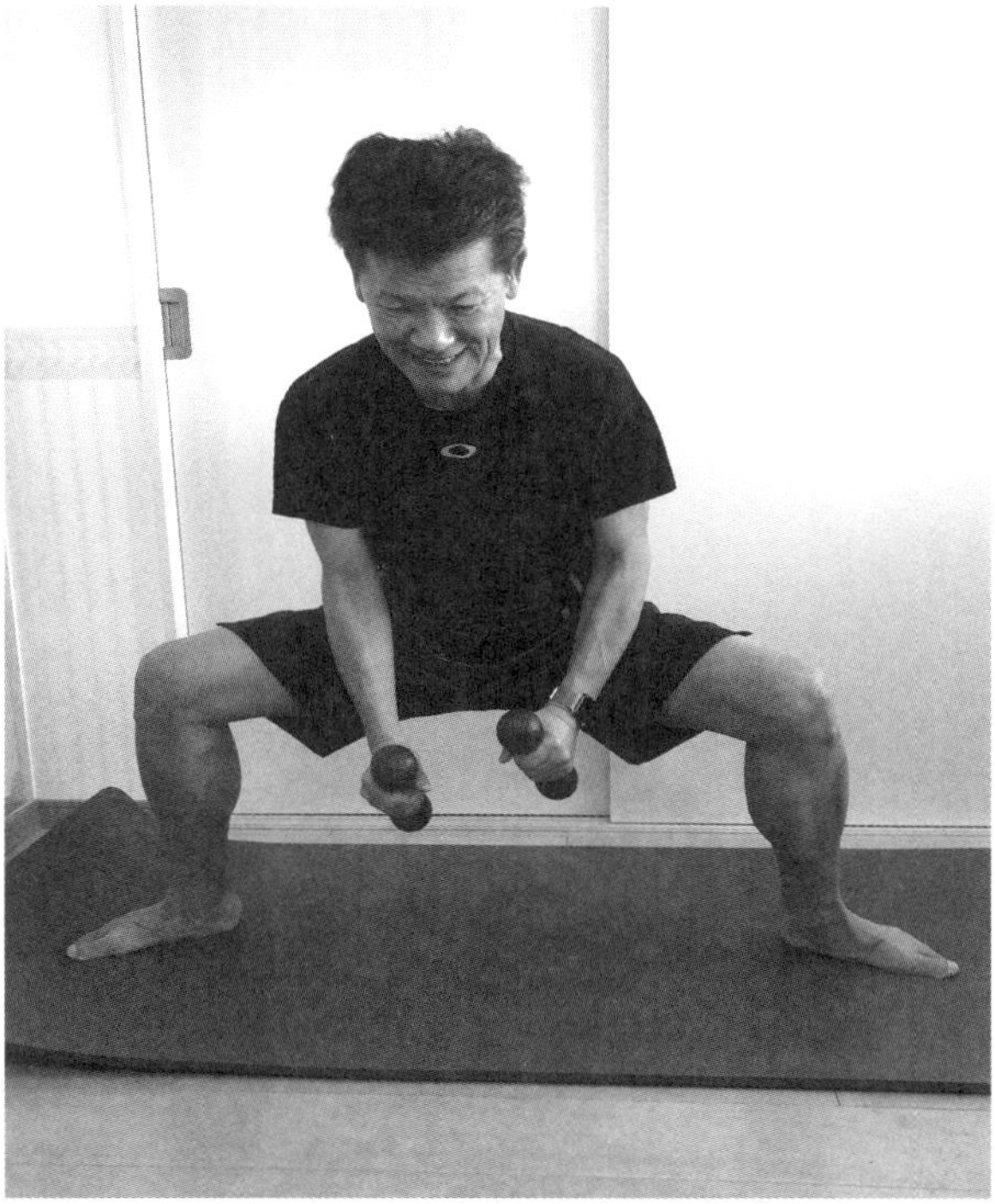

そんな中でＡＶ男優として長く仕事を続ける人が実行するのが絶倫スクワットです。「スロースクワットで夫婦円満」はけっして大げさではないのです。

僕はもう30年以上続けているので肛門を締める力はとても強い。肛門に割り箸を差し込んで力を入れると、バチッと折れるはずです。

妙に思うかもしれませんが、僕はお風呂に入って身体を洗うとき、肛門に指を入れるのが習慣です。洗うためにではありません。指を入れて肛門にグッと力を入れる。これを10回ほど繰り返します。骨盤底筋の筋トレです。指が痛くなるほど筋力が強くなっています。

その方面の悩みがある人は、絶倫スクワットを毎日、続けてみてください。骨盤底筋を鍛えるのは容易なことではありませんが、３か月続けたら「おっ！」という変化を感じるはずです。若いころの水準にまで回復することが目標なら、最低3年頑張ってほしいところです。

column

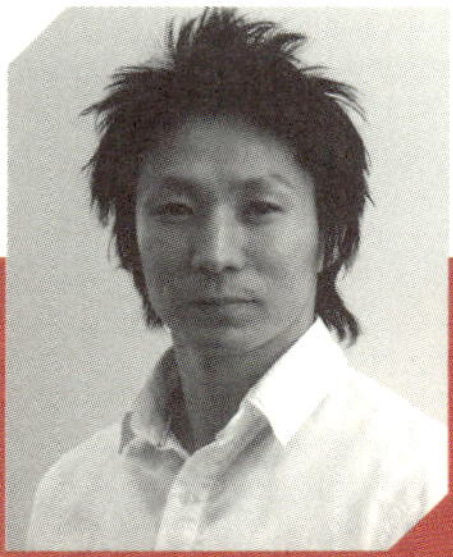

米田 功さん

アテネオリンピック（2004年）男子体操の主将を務め、団体で金メダル。種目別・鉄棒で銅メダル。現在は徳洲会体操クラブ　徳洲会スポーツセンターかまくら監督を務める。1977年生まれ。

●健康づくりは日々コツコツと

アチーブメントの研修を受講するようになったのは、徳洲会体操クラブの監督に就任することが決まったころのことですから、２０１３年です。プロ野球のピッチャーとして鳴らした尾花高夫さん（１１０ページ）に勧められました。

研修がすばらしいのは、実業の世界ですごい実績を積まれた一流の方のお話しを直に聞けることです。すぐに、体操の指導者をしている妻にも勧めました。

英郎先生のスーツ姿はすごくカッコいい。スタイルもいいし、姿勢もきれい。動きもきびきびしている。

僕は仕事柄、スーツを着ることはあまりなく、仕事の行き帰りもジャージです。ただ、ジャージ姿でもカッコよく見せるには、英郎先生のような体型や姿勢を保っていないとダメ。ふだんのトレーニングが必要なんです。

受講した多くの人が見ている（見せられている）ように、英郎先生のふくらはぎはすごい。テニス選手みたいにバッキバッキになっています。

ああいう形で筋肉がつくのは、スクワットなどのトレーニングを正しい方法で続けてこられたからです。誤った方法では、あんなにきれいな筋肉にはなりません。

先生はスクワットを毎日20回、3セットをずっと続けている。健康づくりは、日々コツコツと積み重ねることが大事です。それができないと、自分の願望は実現できない。

青木仁志社長は、「当たり前のことを当たり前に、誰よりも熱心に、しかも徹底的に、ものごとをすすめる人が夢をかなえる」と言われます。深く納得しています。

健康管理も、オリンピックに出場するのも、この点はまったく同じです。

●体操選手は筋トレをしない

テレビなどで、一流の体操選手の着替えシーンを見た人には意外かもしれませんが、
体操選手は、基本的に筋トレ、つまり器具を使って太ももや腕の筋肉を鍛えるような

ことはしません。

体操選手にとっては、できれば筋肉はないほうがいい。そのほうが軽く動けるからです。筋肉がつきすぎると動きが窮屈になって、思うように演技できなくなります。

では、演技に必要な筋肉はどうするか。上半身も下半身も体操の練習をしながらつくっていくのです。

たとえば、マット運動などで宙返りして着地したり、鉄棒でジャンプして高い位置から飛び降りて着地する場合、身体をきれいにポンと止めるには、膝や太ももの力を使います。そういう練習を積み重ねていけば、必要な筋肉は自然についてくる。体操の練習の中に筋トレを含ませている。それが基本です。

それに、体操には大きすぎる筋肉は不要です。

身体は、いろいろな筋肉がタイミングよく合って動くと、最小限の力で動けます。手と足のタイミング、頭の動き、背の反らし方、かがみ方、腰の回し方など、多様な動きをどう完全に一致させるかがポイントなのです。

つり輪で、動きを止めて十字の姿勢を保つ技があります。腕の力をすごく使っているように見えますが、実際には肩甲骨をコントロールすることが重要で、頭の位置、背筋、腰、脚などの動きを適切なタイミングで動かします。そのコツがつかめれば、腕の力はそれほど使わないで、きれいな形を保つことができるのです。

●誰もが「猫みたいになりたい」と望んでいる

体操という競技には身体の柔軟性も必要です。誰もが「猫みたいになりたい」と思っているはずです。

猫はどう落ちても足から降りることができる。高さがあっても着地でかかる重さを吸収できる。あの柔軟性と身体の動き、使い方が体操選手の目指すところ。だから、筋肉をつけるより先に、柔軟性を高めて柔軟な身体をつくります。

体操選手にも身体がかたい人がいます。そういう人にとっては柔軟性をつける運動は痛くてつらい。中には泣きながら逃げ回る人もいます。でも、一生懸命やって柔軟性をつけないと一流選手にはなれないんです。

普通の人の健康づくりにも柔軟性は大切です。

身体のどこかに違和感を感じたら、そこをストレッチで伸ばしてみる。動かしてみるだけでもいい。肩が凝ったら肩を上下したり、肩甲骨を動かしてみる。すると、その部分の血行がよくなるので、身体がフワッと温かくなってラクになる。ちょっとした身体のメンテナンスです。

●生活の中で筋肉の使い方を工夫する

ふだんの生活の中でいろいろな動きをしていますが、実際に使っている筋肉はごく一部に過ぎません。無意識に得意な筋肉だけを使っていたり、まったく使われない筋肉もたくさんあります。筋肉は意識しないと使われないんです。

健康づくりの筋トレでは、鍛えたいところを意識して使うようにすることも心がけたいものです。

僕は、健康のためのトレーニングにまとまった時間をとりにくいので、ふだんの生活での動き方、筋肉の使い方を工夫しています。

歩いたり、階段を上り下りするときは意識してふくらはぎにすごく力を入れます。何気なく動いていると、ほとんど力を使わずにすんでしまう。これではトレーニングにならない。

どうせ階段を上がるんだったら、それが筋トレになるように動かす。階段を上るときは、お尻、太ももの前やうしろ、ふくらはぎの筋肉に注意を向けて、意識して力を入れながらあがる。降りるときも同じです。

歩くときは、歩幅を大きくするとか、後ろ足を強く蹴るとかする。そのことに集中して歩いていると、だんだんスピードが速くなって競歩のようになり、しまいには走ってしまうこともあります。

ふだん使う筋肉を意識して強く動かす。ふだんしない動作をして、ふだん使わない筋肉を使う。この2点が僕の健康法のポイントです。

ふだんの姿勢も大切。立っているときも座っているときも、意識しておなかを引っ込めて背筋を伸ばす。ダラーッと脱力していたらダメ。常にこれを意識していれば、おなかが出ることはありません。知り合いの新体操のコーチに教えてもらった極意です。

4章

地球上、いつでもどこでもトレーニング

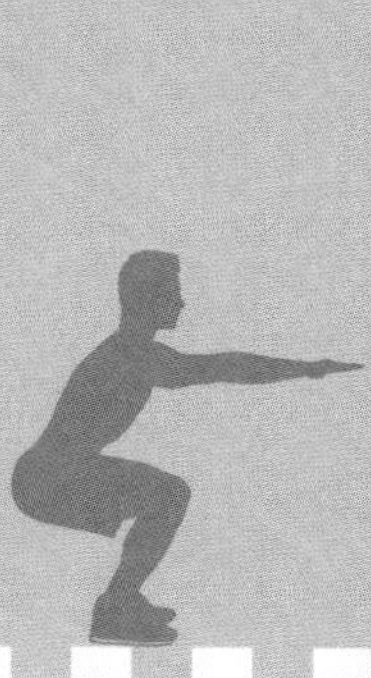

▼この世にはエレベーターもエスカレーターもない

下半身の筋肉を鍛える方法はいくらでもあります。前章で紹介したスロースクワットはメインメニューとしてお勧めですが、発想しだいで、いつでも、どこでも下半身の筋トレはできます。

この世には、車もエレベーターもエスカレーターもない。そう考えることからスタートしてみませんか。頭の中で消去してしまう。目には見えてもマイカーもタクシーもバスもない。ビルにはエスカレーターもないし、エレベーターもいっさいない。

だから、自分の足で歩くしかありません。とにかく歩く。大げさに言えば、地球上のありとあらゆるところでトレーニングができます。地球は広大で使い放題のトレーニングジムです。

僕は雨が降っているときや重い荷物があるとき、あるいは夜遅いとき以外は、タクシーを使いません。

この原稿の執筆中、会社が移転しましたが（2018年9月）、それまで毎日の通勤は徒歩でした（移転した後も同じ）。自宅から会社まで歩いて約25分。途中に長い坂がありました。行きは上り。せっせと歩きます。真夏でもスーツを着ているので、エッチラのぼりきって会社に着いたときは汗びっしょり。でも、実に爽快です。達成感もある。冷房で身体を冷やすと、「さあ、仕事だ」という気になります。

▼階段をみると嬉しくなる。大江戸線が大好き

会社のビルにはエレベーターがありましたが、いっさい使いません。1階から8階まで、階段は152段。ひとりでタッタカタッタカのぼります。一気にのぼるのはさすがにきついので、100段くらいで小さなインターバルを入れ、それでも3分くらいでのぼりきっていたものです。昼間に外に出たりするので、最低でも1日2往復くらいしていました。

現在のオフィスは有明セントラルタワーの19階にあります。1階から19階までの階段数は456段です。もちろん19階まで歩くつもりでしたが、警備上の都合もあり、スタッフオンリーとなっていて上ることができません。眺望をはじめビジネス環境は最高で

すが、ただ一つ残念なのはオフィスまで階段が使えないことです。

自宅はマンションの5階です。エレベーターはありますが、僕の頭の中にはありません。早く家に帰りたいし、妻に会いたい。疲れている日もある。でも、階段しかないからのぼります。入口がある2階から3階分、48段あります。このくらいなら一気です。

自宅の階段も1往復は毎日です。

階段の上り下りは平地を歩くのに比べて負荷がかかるので、下半身を鍛えるのによいトレーニングになります。使うのは下肢の筋肉、とくに大腿四頭筋です。階段を使えば使うほど、この筋肉を鍛えることになります。

少し細かい話をすると、のぼりとくだりとでは筋肉の使い方に違いあります。

階段をのぼるときは一段上のステップに足を掛け身体を持ち上げますが、このときの筋肉の使い方は次のようになります。まず上げた足の大腿四頭筋に力を入れ、この筋肉を収縮させ、次に膝を伸ばすことで身体を持ち上げます（17ページ図参照）。

階段を降りるときは次のようになります。一段下のステップに足をおろすとき、上のステップにある足の筋肉はブレーキをかけるように徐々に緩めていきます。そして、踏み出した足が下のステップに着地したときに残った足の筋肉を緩めきるようにします。

簡単にいえば、階段をのぼるときは「筋肉を縮めて鍛え」、降りるときは「筋肉を緩めて鍛える」ということ。スクワットと同じです。10段の階段を往復すればスクワットを10回こなしたことになります。

上りと下りとではおりるほうが筋肉に負荷がかかることも知っておいてよいでしょう。体重の倍以上の負荷がかかると言われています。

皆さんも経験があるでしょうが、会議などで議論が白熱したときはストレスが一気にたまります。その解消はどうされていますか。会議室を出て一服するとか、外に出て散歩するとか、自販機で飲みものを買って飲むとか、人それぞれでしょうが、僕のストレス解消法は、階段ののぼりおりです。ひと区切りしたら、階段をタッタカのぼって、タッタカおります。最高のストレス発散になります。

動いているときはアイデアも湧きます。

ネガティブな気持ちでは力が湧かない。愚痴や文句で頭をいっぱいにしていたら階段はのぼれません。だから、あえて身体を動かすことで頭をシャキッとさせます。いわば身体のほうから気分転換を図る。そのために、階段をどんどんのぼる。そのことに集中します。すると、自然に力が湧いてきます。ストレスも消えていく。発想も出る。未来のことを考えるようになる。超ポジティブ、超前向きになるのです。

——たかが階段、されど階段。

僕が階段を見ると、うれしくなる理由がおわかりでしょう。「よいトレーニングができるぞ!」「ストレス解消になるぞ!」というわけです。

駅でもどこでも階段を探します。

東京でもっとも新しくできた地下鉄、大江戸線は他の線より深いところを走っています。それだけ階段の段数が多い。２００段ある駅もあります。大江戸線、大好きです。長い階段を見るとワクワクします。

オフィスが移転したこともあり、いまはりんかい線の天王洲アイル駅を利用していますが、この駅も地下深くにあり、階段が多くて大好きです。

▼上り坂で半端ない全力疾走

皆さん、最後に全力疾走をしたのがいつか覚えていますか。小学生のころ？　それとも高校生のころ？　いずれにしても、いまよりずっと若いころで、それ以降はしていないでしょう。

僕は上り坂を見ると全力疾走したくなります。坂から「さて、ここをのぼることができるかな」と挑発されているような気持ちになる。だから「よし、やってやろうじゃないか」と、チャレンジ精神が湧いてきます。

前のオフィスの近くには70メートルほどの長い上り坂がありまし

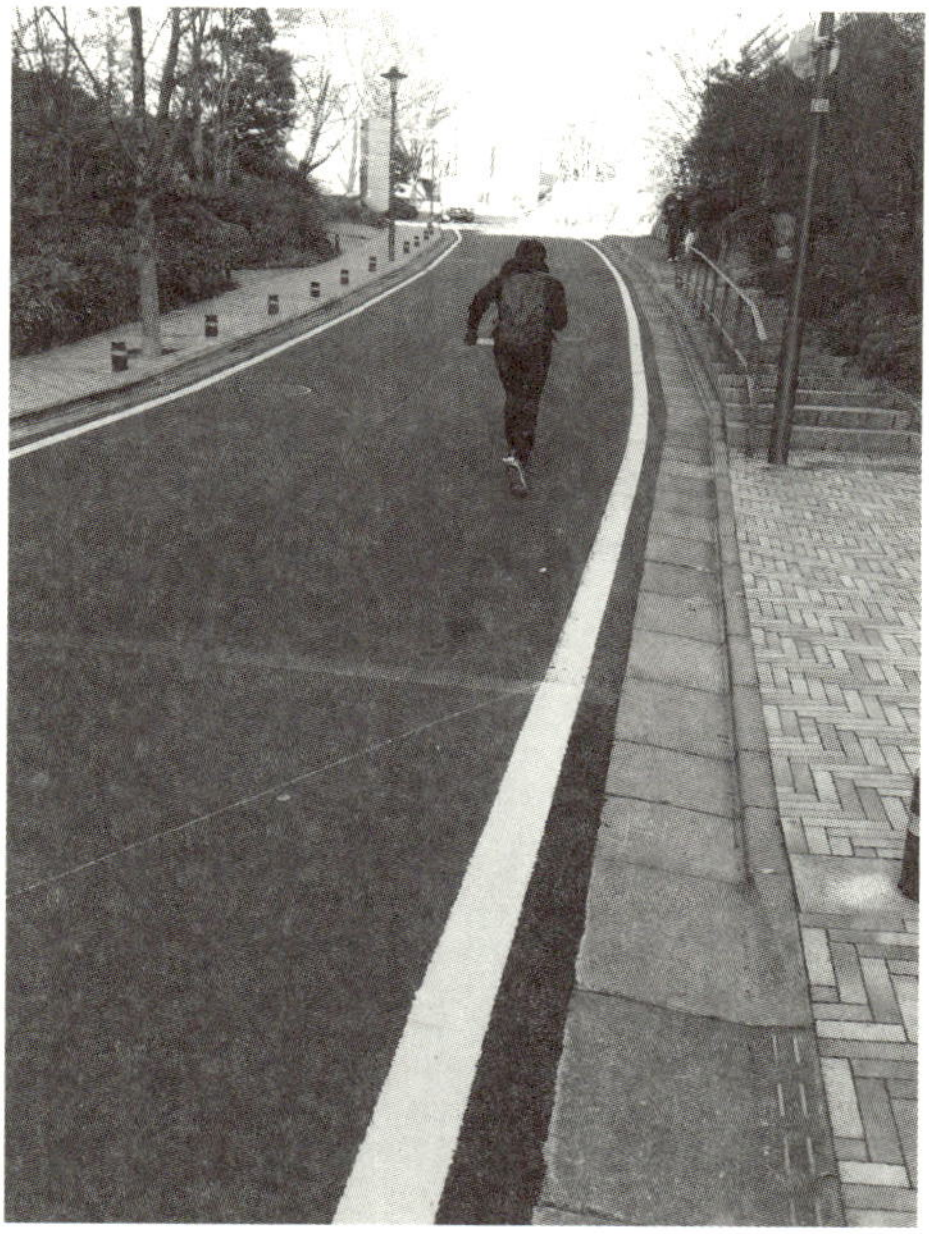

▶上り坂を見ると走りたくなる！

た。そこをダーッと全力で駆け上がるのです。ゆっくり走るジョギングではありません。限界ぎりぎりの全力疾走です。

こういうときのために、ふだんから通勤には革靴に見える運動靴を履いています。全力疾走をすると筋肉の状態を知ることができます。どれくらい鍛えられたか、どれくらい疲れるか——。全身の筋肉を使うので、下半身ばかりでなく、肩から首、背中、腰から脛（すね）、つま先まで全てを使っていることがわかります。

のぼりきったときには、思い切り息が乱れます。大汗をかきます。それが僕には快感です。のぼった坂を振り返って見れば、すごい達成感があります。

歩く。階段を上り下りする。ときに全力疾走する。いつでもどこでもできることばかり。地球上のあらゆる場所が下半身筋トレ用のグラウンドなのです。

▼プロのアスリートにもほめられた自慢のふくらはぎ

下半身の筋肉の中でも、「第二の心臓」と言われるふくらはぎを鍛えるために、「かか

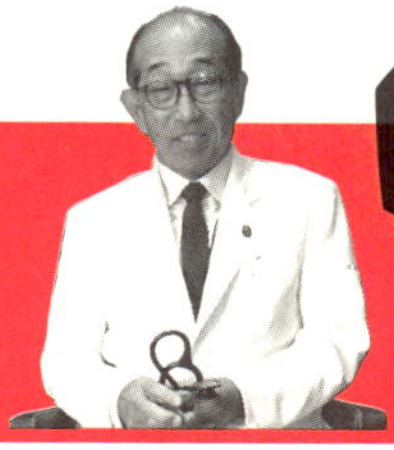

南和友の
ワンポイントアドバイス❷

ENJOY SLOW SQUAT

■高齢者こそ筋肉を鍛える■

高齢になると転びやすくなります。ちょっとした段差やカーペットのめくれに足先をひっかけて転んでしまう。特に女性は、骨粗鬆症になっている人が多いので、転んで骨折するケースが多く見られます。太ももの大腿骨を骨折すると手術が必要となり、長期の入院をすることにもなりがちです。

転びやすいのは下半身の筋肉が弱っているせいです。スクワットなどの運動で筋肉を強化することが転倒予防になります。年につれて弱りやすいのは、お尻の大臀筋や太ももの大腿四頭筋です。これらの筋肉を意識してスクワットをします。

座った状態でつま先上げやかかと上げを繰り返すことも効果があります。足先をあげるすねの筋肉や、足を蹴り出するときにふくらはぎの筋肉を鍛えることで、転びやすいすり足になるのを防ぐことができます。

と上げ」も毎日しています。

27年前くらいに、研修に女性のモデルさんが参加してくれたことがあります。ものすごくきれいな方で、スタイルもすばらしい。理由をお聞きしたら、「かかと上げをしてます」。「お尻が小さくてキュッと上がって、足が長くきれいに見えるようになる。かかと上げが一番いいんです」と教えてもらいました。

僕は素直なのですぐ納得して、それからずっとかかと上げをしています。

かかとをグッと上げてつま先立ちになります。かかとはできるだけ高く上げます。おろすときは床につく寸前でとめて、そこからあげていきます。かかとを上げたままで繰り返すのです。

かかとの上げ下げでふくらはぎの筋肉にかかる負荷を感じてください。それだけ鍛えられているのです。

かかとを上げるときに肛門をキュッと締めます。骨盤底筋の筋トレになります。お尻をぎゅっと締めるようにすると、大臀筋のトレーニングになります。

僕は毎朝100回するのがルーティンです。簡単な筋トレなので、いつでもどこでもやります。立っているときでも座っているときでもできます。

研修中もやります。受講生が前に出て発表したりしているとき、会場の後ろのほうでかかと上げをやります。それを見て、「先生、身体が揺れてますよ」と言われることもありますが、「トレーニングをやりながら聞いているから、気にしないで」と言って続けます。

かかと上げをすると、鍛えられた筋肉が喜んでいるのがわかります。下半身を鍛えているのを実感できて、うれしくなります。

このトレーニングのせいで、僕のふくらはぎは、力を入れるとグーッと盛り上がり

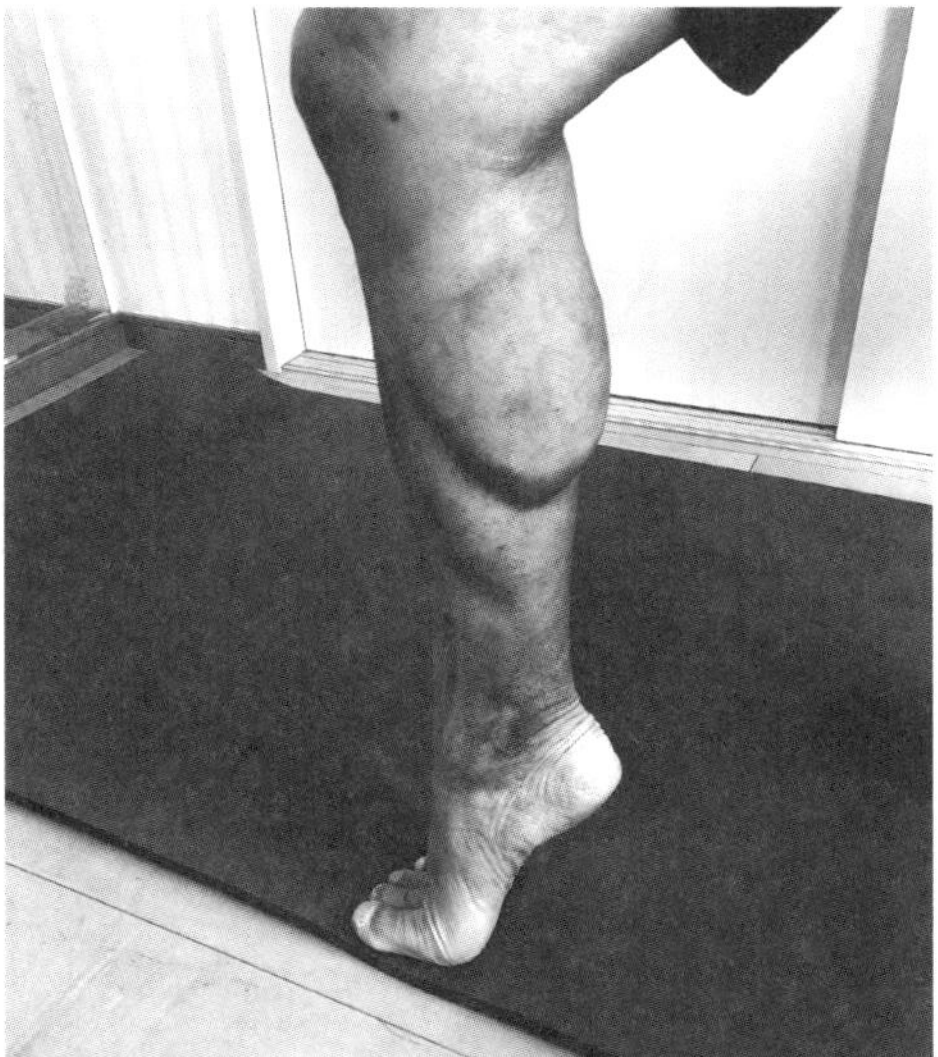

▶自慢のふくらはぎ

ます。研修会で皆さんに見てもらうこともあります。女性は触りたがりますが、「触ると大きくなるからやめて」と冗談を言っています。

何人ものアスリートにほめられました。三浦雄一郎さん、体操選手としてオリンピックに出場した米田功さん、プロ野球選手だった白井一幸さんや監督を務めたこともある尾花高夫さん、皆さんがほめてくれました。

こんな「ふくらはぎ自慢」もかかと上げのおかげです。

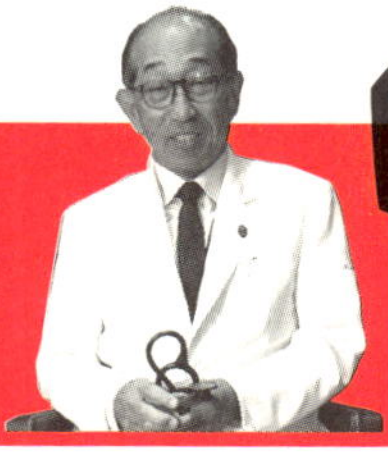

南和友の
ワンポイントアドバイス③

ENJOY SLOW SQUAT

■筋肉を鍛えて膝痛を改善■

膝は歩くときはもちろん、座ったり立ったりするときにも使うので、痛みがあると普段の生活に大きな支障となります。

膝の関節には、いろいろな動作で重さや衝撃がかかりますが、それを和らげるしくみが備わっています。関節の骨の表面を覆っている軟骨や半月板という、やわらかい組織がクッションのような働きをします。

そのクッションへの衝撃を軽くするようにサポートしているのが下半身の筋肉で、これが弱ると、膝関節にかかる重さや衝撃が大きくなって膝痛を引き起こすことになります。膝痛は膝の関節だけの問題ではなく、周囲の筋肉にも関係しているのです。

膝をサポートする筋肉は主にお尻の大臀筋と、太もも外側の大腿四頭筋です。「痛いから歩かない、動かない」では筋力はますます弱くなり、膝痛の改善も見込めません。

ウォーキングやスクワットでこれらの筋肉を鍛えましょう。痛みが出ないような方法や回数を工夫しながら、少しずつ負担を大きくして鍛えるようにします。

▼首回しトレーニングで脳に酸素を供給

上半身、特に脳に良い運動が「首回し」です。三浦雄一郎さんのお父上である三浦敬三さんの書かれた本で知りました。

座って、首を前後にゆっくり50回動かす。次に、左右にゆっくり50回動かす。最後に、首をグルグル回す。こちらは30～50回。

これで、頭に血液がよく流れるようになり、酸素の供給量が増えます。

三浦家の三世代、敬三さん、雄一郎さん、その息子の豪太さんで脳の酸素量を測定したところ、100歳の敬三さんの値がもっとも高かったそうです。

敬三さんは101歳で亡くなられるまで記憶力は抜群で、認知症にもならなかったと聞いています。首回し運動効果の実証例かもしれません。

▼舌出しトレーニングでアンチエージング

これも、三浦敬三さんの本で知った運動です。

朝、起きたら、舌を思い切り前に出す。次に、左側に出す。最後に、右側に出す。それぞれ50回ずつ繰り返します。

三浦敬三さんは、「私があまりしわがないと言われるのは、この舌出し運動のおかげだと思う」と書かれています。どの程度の根拠があるかわかりませんが、僕はその言葉を信じて励行しています。

高齢者に多い病気に誤嚥性肺炎があります。食事のときに口に入れたものを適切に飲み込むことができず気管に入れてしまい、それが原因で起こる肺炎です。死を招くこともある病気として予防が重視されています。

予防策としてよく言われるのが「嚥下体操」という運動で、その中に、舌を出す運動がリストされています。舌出しトレーニングは誤嚥予防にもなります。

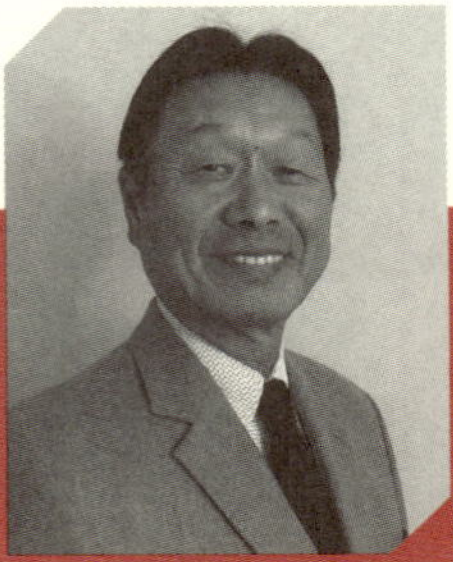

尾花高夫さん

ヤクルトスワローズで投手として14年間活躍。現役引退後、千葉ロッテマリーンズ、福岡ソフトバンクホークス、読売ジャイアンツなどで投手コーチ、横浜ベイスターズで監督を務めた。1957年生まれ。

●ゴルフ場で子どものように走る英郎さんに憧れる

私が横浜で監督をしていたとき二軍監督として親交のあった白井一幸さんがアチーブメントの研修を受けていると人づてで聞いて、「白井さんが学んでいるなら間違いない」と受講しました。2012年7月のことで、それから「頂点への道」すべての講座を受講し、「プロスピーカー」の研修も受けて、認定も取得しています。もっと深く広く学び、レベルアップしたいと、いまでも学び続けています。

英郎さんの研修には最初から、一気に引き込まれましたね。

話はおもしろいし、楽しい。ジョークは絶妙だし。飽きさせない話術で、話を聞いて眠気を感じたことは一度もない。知識も実に幅広い。もっと話が聞きたい、もっと学びたいという気になりました。

しかも、若く見えた。私より10歳近く年上なのに、年下に見えました。姿勢もいいし、動きも、プロだった私よりキレがある。お尻の形がカッコいいし、ふくらはぎの筋肉は並みのアスリートよりすごい。現役だったころの私と同じような身体つきをしています。

講師ぶりも話の中身も外見も、「この人はすごい」「この人みたいになりたい」と強く感じました。

プライベートでもおつきあいするようになると、ますます、その思いが増しました。ゴルフに行くと、英郎さんは坂道になると必ず走る。子どものように走る。猛然とダッシュすることもあります。カートは絶対使わない。とにかく歩く。

「日本にはエスカレーターやエレベータはいっさいいない」と言って階段をどんどん上がっていく。

こういうトレーニングのせいでしょう、英郎さんは初めて会ったころより若くなっている印象です。

「トレーニング場はいつもそこにある」と言っていて、その通りに実行していることに感心します。

●ピッチャーは下半身が勝負

なんにつけても下半身は重要です。

スポーツマンにとっては特に大事です。どんなスポーツでも、すべての動きに下半身が関係するからです。

下半身はいわば家の土台のようなもの。土台がしっかり安定していないと、家がグラグラするし、あちこちにガタが来る。場合によっては壊れてしまいます。

下半身がしっかり安定していないと、上半身をうまく使うことができない。

我々のようなピッチャーは特に下半身が勝負。下半身がどっしり安定していないと、上半身がぶれて、フォームが安定しないし、いいボールが投げられない。肩や肘を壊したりしがちです。

野手なら、瞬発的な反応ができない、ボールに追いつけないといったことになる。

これでは使ってもらえません。

どんなスポーツでも、下半身が弱ったら一気に調子が悪くなります。

普通の人でも同じです。健康になりたい、健康でいたいなら、下半身を鍛えること。下半身の筋トレが重要です。

足が弱ると転びやすくなる。ケガもしやすい。そういうことがないような身体をつくる。ふくらはぎは「第二の心臓」ですから、そこが弱ると血流が悪くなって、全身に影響します。病気にもなりやすくなります。

英郎さんがルーティンにしているスクワットは、足の筋肉を鍛えるし、ふくらはぎというポンプも強化して、血液を全身に回すという効果がある。健康づくりにピッタリです。

●ゆっくり動くことに妙味がある

英郎さんのスクワットの特徴は「ゆっくりやる」です。

プロ野球選手としての経験から言うと、同じスクワットをやるにしても、バーベルを持って負荷をかけながら、スピーディに数多く繰り返すのがいい、となります。これはこれで筋肉はつき、瞬発力を養うことができます。

英郎さんがゆっくりやっていると聞いて、いろいろ調べてみると、ゆっくりやるほうが効果がある。健康づくりには、ゆっくりやるほうがいい、ということがわかりました。

現役のころと違って、いまでは私もゆっくりやるようになった。見かけよりずっと筋肉に負荷がかかり、意外と効きます。続けていると、動きもスムーズになります。

この点でも「英郎流」が納得できます。

●「スクワット＋かかと上げ＋散歩＋ジョギング」が尾花流

英郎さんには負けていられない、ということで、私も私流のメニューを考えて健康づくりのトレーニングを始めました。

スロースクワット20回を3セット。かかと上げ50回を3セット。

スクワットは両足を左右に開くのが標準です。足を前後に開いてスクワットをする方法も効果があります。適当に変えてやります。

それから、30分ジョギングして、散歩を30分。散歩だけなら一時間半歩きます。

スクワットやかかと上げはジョギングのための準備運動と考えています。散歩はジョギングをしたあとのクールダウンです。

これを原則、午後3時過ぎにするのが毎日のルーティンになっています。

午前中、頭が冴えてるときは勉強タイム。勉強する、覚える、なにかをまとめるなど頭を使う作業をする。

もっとも、実際には柔軟に構えています。1日のスケジュールもこのときに決めます。午後から用事があるときは適当に調整しますし、雨の日にはジョギングと散歩はしません。

なにかの理由でたまにサボることがあってもいい。多少のサボりを入れても、まったくしなくなるよりは続けるほうがいい、というのが私のスタンスです。

●問題続出のスポーツ界に選択理論を広めたい

アチーブメントの研修の柱である「選択理論」をスポーツ界にも広げたいと考えています。

私が学んだのは、人への働きかけ方には外的コントロールと内的コントロールがあるということ。外的コントロールは、指示や命令など外からの刺激によって反応を引き出す方法、内的コントロールは、本人が進んでやるような自発性を育てる方法と、正反対です。

最近、スポーツ界でパワハラや暴力沙汰などの問題が表面化しているのは、これまで外的コントロールだけでやってきたせいです。それを一掃して、内的コントロールが当たり前になるようなスポーツ界にしたい。その願望を実現するためにも、基盤は健康づくりだと考えています。

5章

研修講師として「見た目」にこだわる

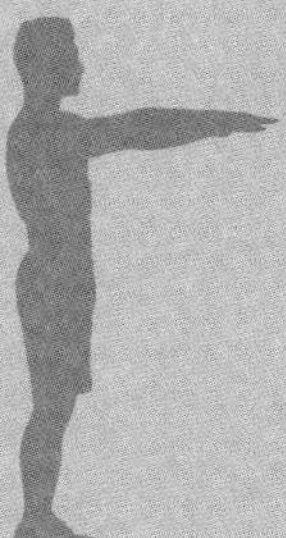

▼人に見られていることを常に意識する

前にもお話ししましたが、僕の生き方の原点は「カッコよく生きる」にあります。これが人生の出発点であり、最終的な目標でもあります。

「カッコよく」には絶対的な基準があるわけではないので、実際には「もっとカッコよく！」「さらにカッコよく！」と常に努力することになります。

これに「はずだ！」が加わります。「もっとカッコよくなる〈はずだ！〉」ということです。

なので、毎日の筋トレは欠かせません。カッコよく見せるための工夫や努力を怠ることもできません。

それが楽しい。それが快感です。辛いと思ったことも、苦痛を感じたこともありません。

僕のカッコよさのポイントは「見た目」です。

筋トレの目的は筋肉隆々、上半身が盛り上がった身体になることではありません。全体にシュッとした細身の身体にしたい。

背筋がまっすぐ伸び、姿勢がいいこと、お尻がピッと上がって、いわゆる「美尻」であることも「見てくれのよさ」の重要なポイントです。

研修の講師として、毎日、大勢の人の前に立って話をするという仕事柄もあります。見た目のよさ、きれいさ、しかも健康に見える身体と外見は、話の内容に対する信頼性を生む重要な要素だと考えています。

「こうしたら目標達成できます」とか「こうすれば人間関係がもっとよくなります」という内容の研修なので、講師は一種の「お手本」でもあります。その人がいかにもお爺さんのような印象を与え、不健康そうに見えたら、まったく説得力がない。

ボディランゲージも意図して使うので、研修の動作ひとつひとつに気を遣います。

話すときの姿勢、受講生の皆さんの前を行き来するとき、受講生の間を歩き回るとき、受講生に背を向けて黒板に書き込みをするときなどなど、チェックすべき点はいくらでもあります。他にも目の力、声の出し方、話の歯切れのよさなども、身体全体のコンディションに関係します。

講師は一種のパフォーマーでもあるので、話をしながら、めちゃくちゃよく動きます。おとなしく立ったままで話をするより、あちこち歩いたり、手を動かしたり身体を動かしたり…。そんなところも受講生の皆さんに楽しんでもらいたい。高額な受講料をいただいているのですから、それに見合うような研修にするのが大前提です。

それを可能にし実現してくれるのが「スロースクワット」なのです。

だからこその筋トレなんです。日々のトレーニングなのです。

▼等身大の鏡の前に全裸で立つ

人から、どの程度カッコよく見られているか、自分で判断するのはむずかしい。そんな時に役立つのが受講生のコメントです。

僕の研修には100人以上受講生が参加しますから、コメントをしてくれる人がけっこういます。「姿勢がいい」「スタイルがいい」「スーツ姿がかっこいい」などなど、年齢に配慮してくれての言葉かもしれませんが、うれしいものです。

他人からの評価以外に、常日頃のセルフチェックも怠りません。

マンションの自宅に手を入れて、トレーニングルームをつくっています。書斎の半分には、床にマットを敷き、ダンベルや腹筋用のローラーを常備しています。

そこに等身大が映る大きな鏡が置いてあります。ドアを開けて入ると、正面に鏡があって、否応なく自分の外見、印象を目にすることになります。ときには、鏡の前に全裸で立って、前から見たり、後ろ姿を見たり、横から見たり、いろいろな視点で自分の身体をチェックします。

鏡の横には僕が理想とする身体をしている人の写真を貼ってあります。

ボディビルダー、ボクサー、サッカーやラグビーなどのスポーツ選手など、カッコいいと思った写真を雑誌などから切り抜いて貼ります。後ろ姿のカッコいい写真、お尻の形がきれいな写真を貼ることもあります。

「こういう身体になろう！」「もっと筋トレをやろう！」。

写真を見て、そう気持ちを奮い立たせるのです。一種のイメージトレーニングにもなります。

鏡は、小さいものも含めるとあちこちに設置しています。玄関、自分の書斎、リビン

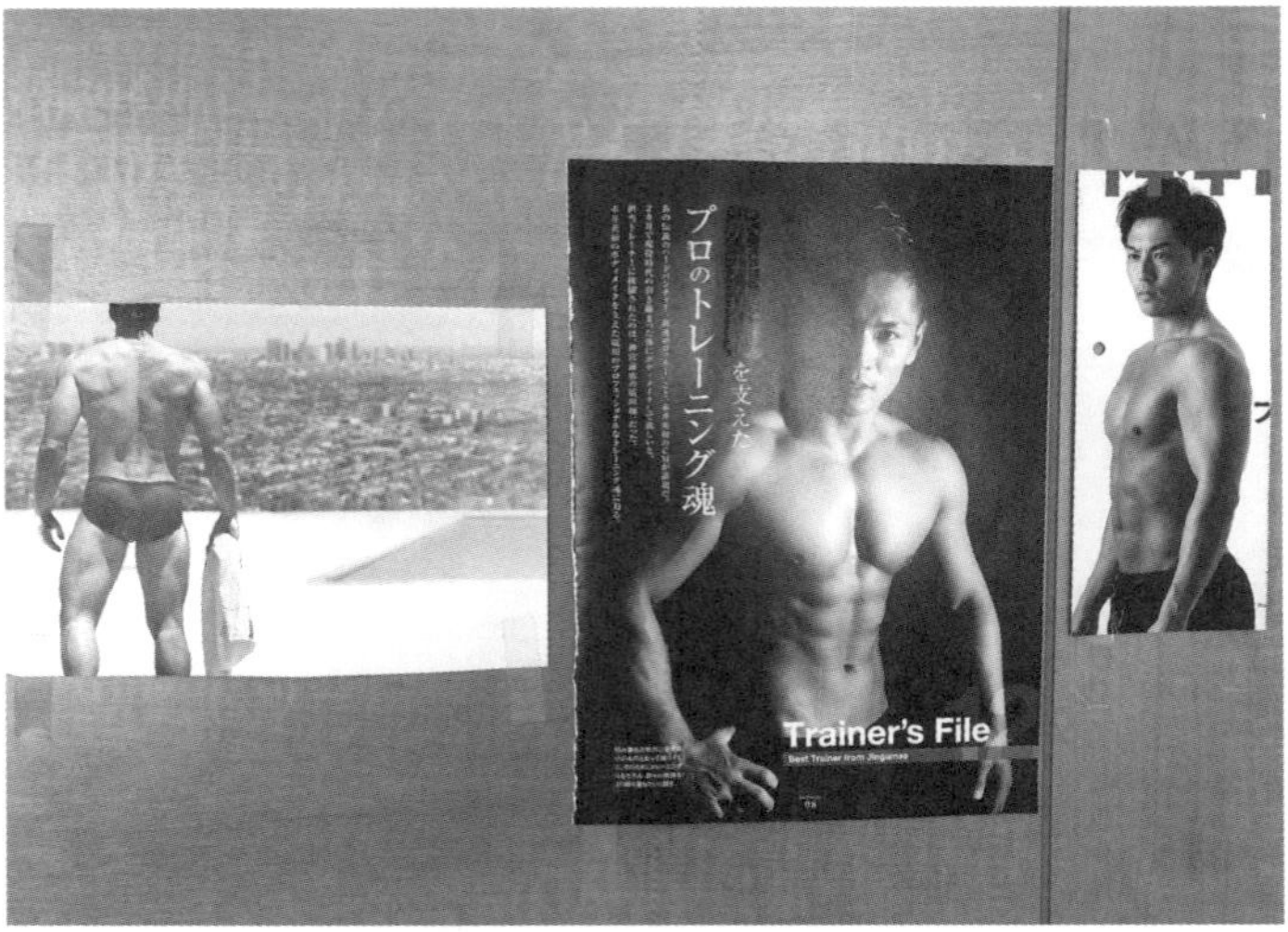

▶理想の体型のポスターを貼る

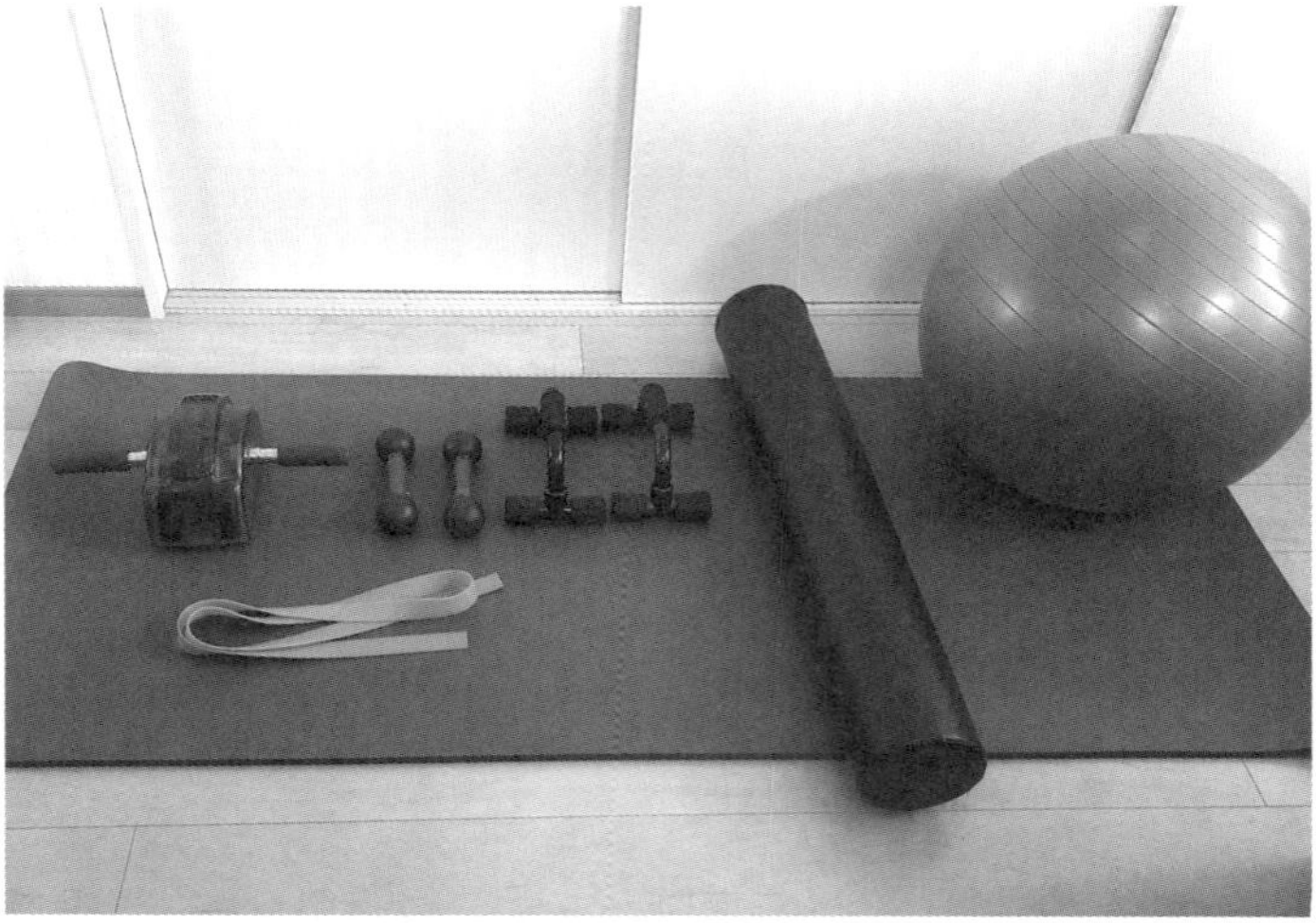

▶トレーニング用七つ道具

グ、廊下、洗面所など、移動するたびに鏡で自分を見ています。

町を歩くときは自分の歩く姿を人に見られていることを意識しています。

ショーウィンドウがあれば自分を映してみます。それで、「ああ、カッコいいなあ」とほれぼれしたりすることもあります。ほとんどナルシストです。そう気持ちになるくらいまで自分の身体を鍛えているという自信のなせることでもあります。

▼細身のスーツを自然に着こなす

多くの人は、年齢を重ねるとともに次第に楽な服を好んで着るようになります。若いころはピシッとした細身のスーツでキメていた人も、40歳台あたりを境にゆったりとしたものやダブダブのものに変える傾向があります。

体型のせいもあるでしょう。全体に太めになり、おなかが出てくるようになると、それまでのスーツは窮屈に感じるようになるからです。

僕は、そのあたりには強くこだわりたい。スーツはシルエットのよさが最優先です。おなかあたりはやや絞り込んで、ズボンは細めで、腰のラインがはっきりわかるような、全体に細身に見えるものを選びます。

毎日、大勢の受講生の前に立って話をするので、すっきりした印象を持たれたい。見ていて気持ちのいい着こなしをしたいのです。

細身のスーツであっても窮屈に感じないような、人から見ても自然に着こなしているように見える体型を保つこと。これが僕の筋トレへの強烈なモチベーションですし、それができているからこそ自分でも満足できる快適な日々を送っているのです。

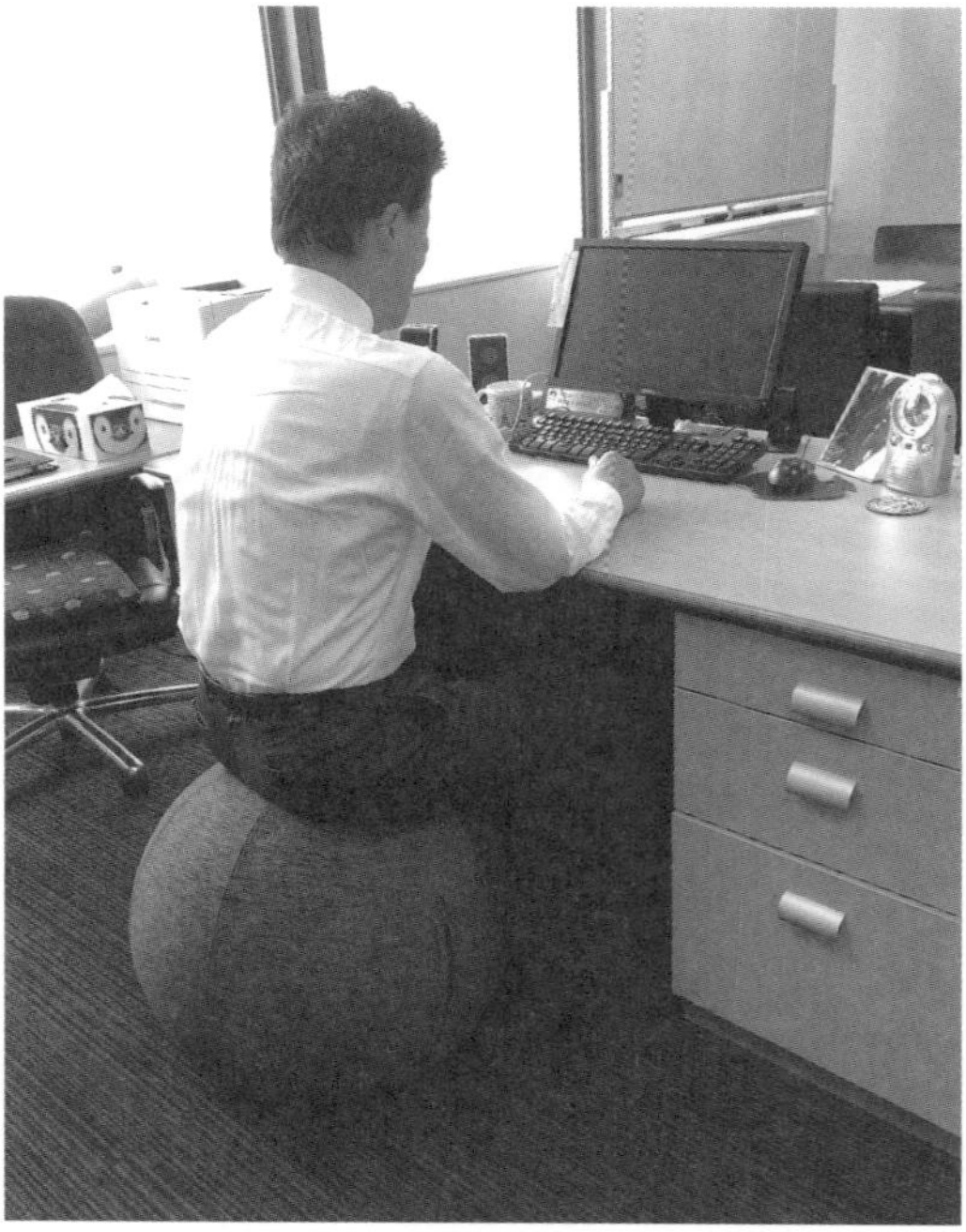

▶社内でも時々バランスボールに乗る

6章

いつまでもさびない
身体をつくる!

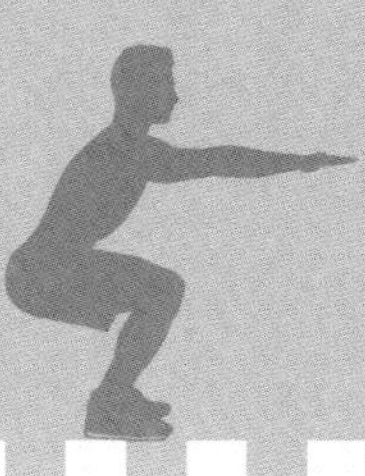

▼朝起きたらまず体温測定

僕のふだんの過ごし方は、毎日、ほぼ同じです。一定のリズムで時間どおりに同じことを繰り返しています。土日も同じです。

それが気持ちがいいからです。おそらく、このような生活の仕方も、僕のキレッキレッ・バリッバリッの毎日を支える重要な要素だと思います。

具体的に紹介しましょう。

朝、目が覚めるのは4時半から5時の間です。目覚まし時計がなくても自然にこの時刻に目が覚めます。四季を通じて同じです。暑さや寒さは目覚めの時刻に影響しません。

目が覚めたら、すぐに体温を測ります。体温は身体の状態を知る、手っ取り早い指標だからです。

僕の体温は、日中に比べ低くなる朝でも常に36度3分～5分です。エネルギー代謝も免疫の働きも、この体温がベストで、もっともガンになりにくい体温だそうです。

人間の身体は36度5分～37度が最適の体温と言われています。1度下がるとエネルギー代謝も免疫力も落ちます。現在の日本人は35度台の人が多く、「低体温」として問題視されています。35度台はガン細胞がもっとも増殖しやすい温度帯でもあります。

平熱をあげるには筋トレが有効です。筋トレで筋肉の量が増えると、ふだんの生活で自然に使われるエネルギー量（基礎代謝量）が増え、平熱が高くなります。とくに筋肉の7割が集中している下半身の筋トレが平熱アップに役立ちます。

体温を測り終えたらベッドの中で自己流のストレッチをします。

仰向けに寝たまま両手を頭の上にあげてワーッと伸びをする。次に横向きになって、同じように両腕をあげてグーッと伸びをする。

伸びをするときは首も体幹も背中も脚も、身体のあらゆるところを思い切り伸ばすようにします。

寝ている間に硬くなっていた身体がほぐれ、全身の毛細血管が開き始める。手や足の末端から血が通い始めて、全身の細胞が目覚める。それが実感としてわかります。めちゃくちゃ気持ちがいいです。簡単ですから、ぜひやってみてください。

自己流ストレッチのあとは、ベッドから降りてベランダに出て朝日を浴びて深呼吸をします。夜明けが遅い季節なら、少し後回しになりますが、太陽光に接すると、体内時計のスイッチが入ります。身体の1日がスタートします。

トイレをすませてから体重を計ります。体重測定は朝と夜1日2回です。

寝ている間にも筋力の基礎代謝は活発に行なわれるので、朝の体重は夜に比べいくらか減るのが普通です。

平均すると、夜と朝では600〜700グラム違います。夜が65・0キロだったら朝は64・3〜64・4キロです。この差が僕の基礎代謝量ということになります。

▼休日も関係なくルーティン・トレーニング

毎朝、決めたトレーニング・メニューをこなすのが僕の日課です。

ストレッチで軽く身体をほぐしてから、スロースクワットを1セット20回で3セット、トータルで60回行なうのがルーティンです。これがおよそ5分。

そのあと、自宅の周辺を30分ほど走ります。

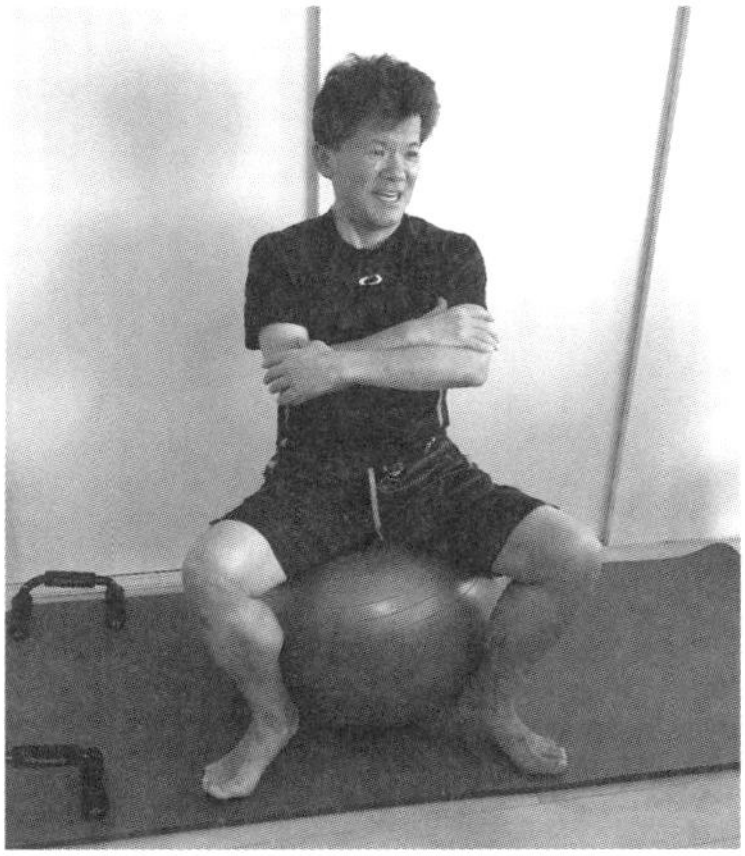

◀バランスボールを使っての
ストレッチ

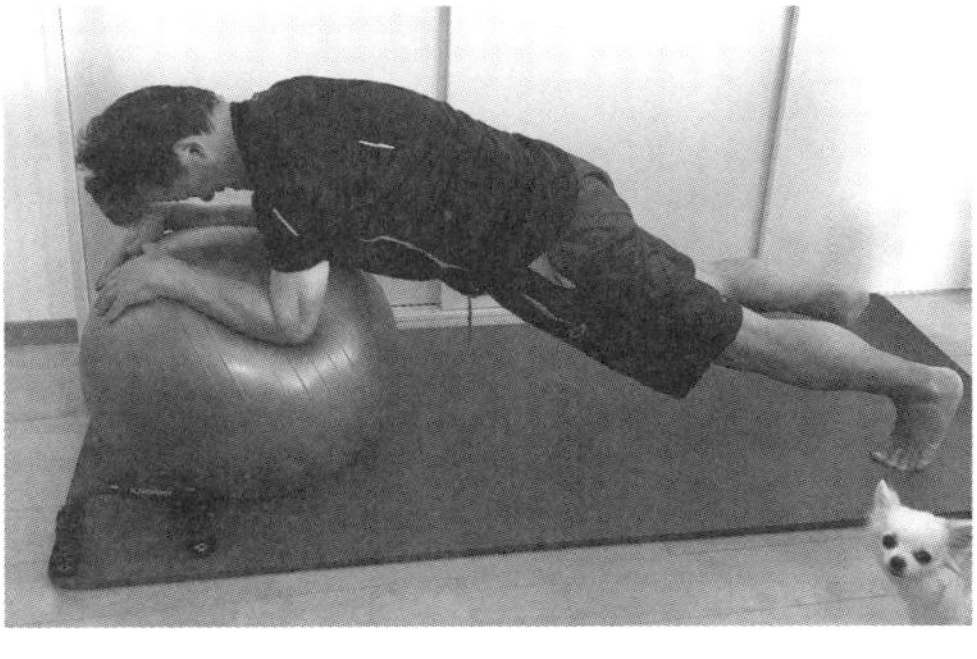

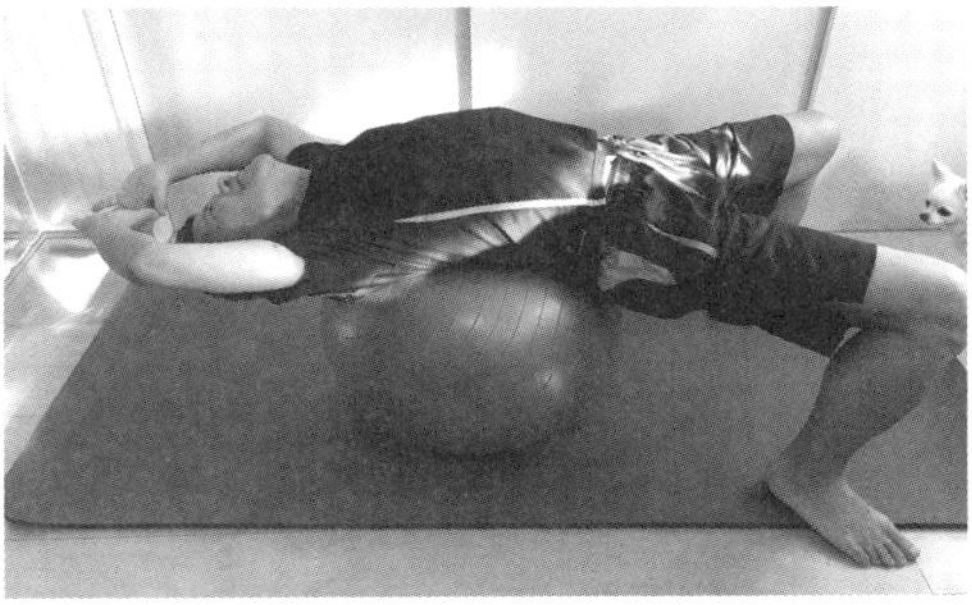

これは土日や休日も関係なく、必ず行ないます。

暮れから正月にかけての長い休みの時期も同じです。

お正月は1年間の身体つくりの「キャンプイン」と称して、いつもよりハードなトレーニングをします。

このメニューをこなしてから朝食をとり、徒歩で、ときには全力疾走を加えて出勤します。会社に着くのは9時~10時。その日の予定により違います。

▼1日2食、夜8時以降は原則食べず

食生活の内容は健康に直結します。

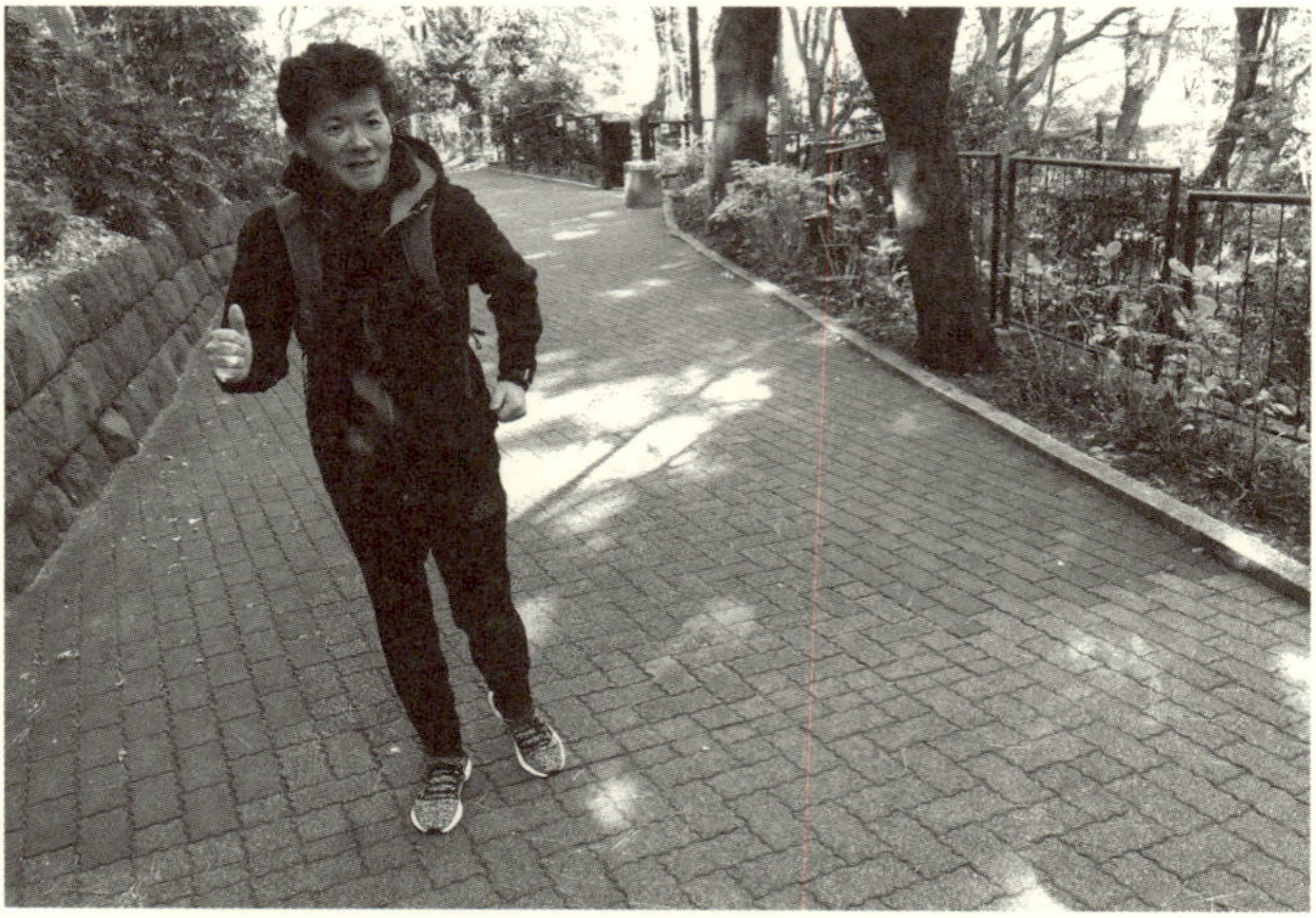

▶土日、休日関係なく毎日、自宅周辺を走る

「健康にいい食事」「健康づくり食品」という本がたくさん出ているし、逆に「健康に悪い食事」「健康を害する食品」という本も数多く出版されています。最近では、健康づくりと痩身を目的としたダイエット関係の本が多く、いまの流行は「糖質ダイエット」でしょうか。

僕は食事については、次のような原則を立てています。

・食事は1日2食で十分
・夜8時以降はいっさい食べない
・食材は野菜が中心

僕は「1日3食」という考えはまったく持っていません。食事は「おなかがすいたときに食べるもの」と考えています。

仕事があるので、ふつうは朝食と昼食だけで、夜はできるだけ食べません。とくに夜8時以降はいっさい口に入れないを原則にしています。

食事の内容はカロリーではなく食材で判断します。

野菜をメインにして、タンパク質は魚が中心。たまに肉を食べるといった程度。あまりシビアに考えると窮屈になるので、ある程度の柔軟性を持たせています。糖質は控えめにしています。それもご飯は玄米に限って、茶碗に半分程度です。麺類は日本そばは食べますが、ラーメン類はまず食べません。ご飯だと茶碗1杯で角砂糖14個分、うどんはひと玉に角砂糖13個分くらい入っています。気をつけていないと糖質のとりすぎになります。

朝は、納豆と発酵食のキムチを入れて混ぜたもの、卵焼きを2個、それに野菜をたくさん入れた具だくさんの味噌汁を小さな丼で食べます。

くるみやアーモンド、カシューナッツ、ココナッツなどのナッツ類も食べます。前日食べ過ぎたような朝はナッツ類だけですませることもあります。

あと、オリーブオイルをスプーン1杯、毎朝飲みます。これは、106歳という長寿を全うされた日野原重明先生の本で知って、さっそく始め、ずっと続けています。

オリーブオイルはイタリア、ギリシャ、スペインなどの地中海沿岸にある長寿地域でたくさん摂取されていることから研究が進み、健康長寿の食材として知られるようになったのは皆さんご存じのとおりです。

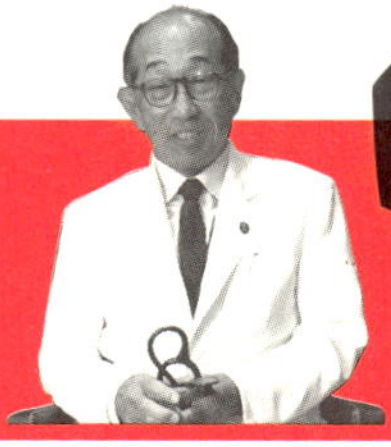

南和友のワンポイントアドバイス 4

ENJOY SLOW SQUAT

■筋肉が増えると冷え性が改善する■

女性に多い冷え性。６～７割ほどの女性が冷え性に悩んでいると言われています。冷え性が、男性よりも女性に多いのは２つ理由があります。

ひとつは、男性に比べて全身の筋肉の量が少ないことです。身体の熱の約６割は筋肉によってつくられるので、筋肉量が少ないと、それだけ、つくられる熱が少なく、冷え性につながります。

これには筋肉を増やす運動が効果を期待できます。特にお尻や太ももの大きな筋肉をスクワットやウォーキングで鍛えることが冷え性の改善になります。

冷えのもうひとつの原因は、常に緊張して交感神経が副交感神経より優勢になっていることです。男性社会で仕事をしたり、子育てや家事に追われたりして常にストレスやプレッシャーがかかっているせいで交感神経が勝っていると、血管が収縮し血流が悪くなります。体内でつくった熱は血流で全身に運ばれますから、血流が悪いと末端まで熱が運ばれず、それで足先や手先が冷えるのです。

その対策は、リラックスできる時間を作ること。趣味でも映画・音楽の鑑賞でも展示会めぐりでもグルメ旅でも、単に休むより積極的に副交感神経を刺激することにより、血管が広がって血流がよくなります。熱もそれだけ全身に運ばれるので冷え性が改善します。

オリーブオイルは心臓病や糖尿病、肥満、さらには認知症の予防に効果を発揮するとされています。「たったスプーン1杯のオリーブオイル」と侮れないものがあります。

昼はごく簡単です。ご飯を食べることはほとんどなくて、例えば、ゆで卵2個とか、野菜とゆで卵とか、カロリーメイトと野菜とか、そういう食事です。

問題は夜です。仕事上、外せない宴会やパーティ、食事会があります。バイキング形式なら食品も量も自分なりにコントロールできますが、懐石料理は困ります。1品片づけたら次の1品という形式なので、けっきょく6～8品をきれいに平らげます。残すのはつくった人に申し訳ない。けっきょくきれいに食べるので、全体にかなりな量になります。おなかが一杯になる。僕にとっては食べ過ぎです。

こういう場合は次の朝に帳尻を合わせます。たとえば、朝食をまるまる抜いてしまう。コーヒーと豆乳とピーナッツですませるといったこともあります。

このあたりの調整は簡単にできます。もともとふだんの食事量がかなり少なめなのが幸いします。

▼糖質は避けるものの、あんぱん大好き

糖質は避けているので、スナック類や菓子類はいっさい口にしません。野菜ジュースも糖質の塊のようなものなので飲みません。飲むのは、もっぱら水です。

例外なのはチョコレートくらい。糖分が多い甘いものではなく、カカオ75%のものだけを選んで食べます。カカオに含まれている成分は高血圧や動脈硬化の予防に役立つことや認知機能の改善に効果があることがわかっています。

朝、コーヒーと一緒に1個か2個食べることもあります。

ただし、重大（?）な例外もあります。子どもっぽくて恥ずかしいのですが、実はあんぱんが好きなんです。子どものころからの大好物です。

ふだんは食べたくなっても食べないのですが、そのやせ我慢が限界に達すると食べてしまいます。1週間に1~2個は食べます。けっこう多いですね。

ケーキ好きな妻からのプレッシャーもあります。日曜日など妻から「おいしそうなケーキを買ってきたから、一緒に食べよう」と言われることがあります。

妻は僕の食事原則などいっさい気にしていません。どんなに評判のケーキでも僕には「砂糖の塊」にしか思えませんが、でも、もちろん無碍にはできません。妻につきあって、いっしょにいただきます。

「糖質禁の掟」はこんなふうにほころびを見せることがありますが、次の日に摂取を減らします。すばやく帳尻を合わせるのはお手のもの、僕の得意技です。

▼お酒はつき合いで飲むくらい

お酒は健康には悪くない。「百薬の長」といわれるくらいで、実際、かなりの高齢になってもたしなむ人は大勢います。

「若いころから毎日欠かしたことがない」と100歳になっても盃を離さずに元気な飲兵衛も多いです。

お酒が好きな人は、お酒の種類を選ばれてはどうでしょう。日本酒やワイン、焼酎はほどほどなら害は少ないし身体にもいい。ストレス解消にもなります。

僕はビールが好きでしたが、糖質の塊であることを知ってからやめるようにしました。

徐々に量を減らして、いまでは、いっさい飲まないですむようになりました。

ふだんは飲みません。自宅ではいっさい飲まない。妻はお酒を飲まない家で育ったので完全な下戸。つまみの作り方も知りません。ひとりで飲むのもつまらないし。それで自宅ではお酒を飲みません。

接待や食事会などではそういうわけにはいかないので、同席の方に失礼のないくらいには飲みます。おつきあいで飲むのですから、酔うこともないし、とうぜん飲み過ぎることもありません。

▼研修でもタバコの害を訴え、その場で禁煙させる

タバコは絶対にだめです。

ニコチンやタールをはじめとして何千という化学物質が含まれていますし、その中には10種類以上の発ガン物質もあります。それを煙として吸い込むことが身体にマイナスなのは言うまでもありません。肺気腫など肺の病気はもちろん、口内、のど、食道など、煙が届く部位はガンの危険性が高くなります。心臓にもよくないし、胃や十二指腸に潰

瘍ができやすくなります。

周囲の人に害を及ぼす副流煙や受動喫煙の問題もあります。

僕は、研修のとき受講生の皆さんにタバコの害を力説して禁煙してもらうようにしています。

タバコの害は単に喫煙者本人に関することに止まりません。受講生には会社の経営者が多いので、諄々と説きます。

あなたが病気で倒れたら、従業員の皆さんはどうなりますか？　そのご家族の生活はどうなりますか？

中小企業は、システムより人で動いています。仲間と続けてきた会社を、タバコでダメにしていいんですか？　従業員やその家族を悲しませていいんですか？

禁煙プレゼン、ひとり禁煙キャンペーンです。

皆さん、真剣に耳を傾けてくださる。手応えを感じます。

ひととおり話し終えたら、一気に行動に出ます。

「おわかりいただけましたか。いますぐこの場で禁煙しましょう。僕がゴミ箱を持って回るので、禁煙宣言をして、持っているタバコを捨ててください」

そうすると、皆さん、次から次へと「私、タバコをやめます！」と言って自分でゴミ箱にタバコを捨ててくれます。すると、周りの人が拍手します。

今までに千人近くの人にタバコをやめてもらったでしょう。

僕にとって、タバコはそれほどの危険物なのです。

▼昼の活動が夜の快眠を招く

睡眠をしっかりとることは心身の健康の基本です。

良質の眠りをいかに確保するか。この問題が最近とくに重要なこととして認識されるようになりました。

僕の睡眠時間は5〜6時間です。一般的な水準からは短めかもしれませんが、僕には十分です。快適に目覚めるし、昼、寝不足を感じることもありません。

就寝・起床のサイクルは毎日、一定です。夜11時半にはベッドに入り、4時半から5時の間に自然に目が覚めます。

たまに、2時か3時ごろにトイレに起きることがありますが、ベッドに戻ればすぐに眠りに落ちるので悩んだことはありません。

快適な睡眠をとるために、僕なりに工夫していることがあります。

まず、部屋を真っ暗にすること。常夜灯のような薄明りもいっさい点けません。真っ暗です。

身につけるのはパジャマで、上にタオルケットを掛けます。冬は掛け布団を使います。

室温には気を遣います。

夏はクーラーを24度に設定し、除湿機能を同時に働かせます。深夜には止まるようにタイマーをセットします。

24度は低めに感じるかもしれませんが、タオルケットを掛けているので、僕には適温です。実際には部屋全体は24度まで下がらないでしょう。最近のような熱帯夜なら26度から28度程度だと思います。要は、自分がスッと眠りにつける温度を見つけて、それを保つことです。

冬も同じくらいの室温です。寒かったら暖房を入れます。

どこでも、どんな環境でもスッと眠れるのが僕の強みです。出張先のホテルで枕が変わっても気になりませんし、家のソファで寝てしまうこともあります。

日中、少し疲れを感じたときには昼寝をします。椅子に座ったまま10分から15分程度。目が覚めると頭も身体もすっきりします。

長い昼寝はかえってよくないと言われます。長くても20分程度でしょう。

「昼の20分は夜の2時間に匹敵する」と言われます。短い時間でそれほど睡眠の効用が得られます。

「眠りが浅い」「なかなか眠りにつけない」「朝、すっきり目が覚めない」など睡眠に悩んでいる人が増えています。睡眠に関する本もいろいろ出ています。

僕は、快適に眠るための一番のコツは、昼間しっかり活動することだと考えます。

「1日よくがんばったなあ。ちょっと疲れたかなあ」というくらいが寝つきやすく、ぐっすり眠れる条件です。快適な睡眠をするために、昼間しっかり働くということです。

前にお話ししたように、朝、目が覚めたら、そのままベッドでストレッチしましょう。すぐに心身に「起動」スイッチが入ります。

▼風呂には1日2回入り、最後に冷水を浴びる

僕は1日に2回風呂に入ります。朝と夜です。

朝は筋トレのあと、さっと入ります。シャワーをあびるだけでなく、バスタブに全身浸かります。

夜はベッドに入る1時間ほど前。10時半頃です。朝よりは少し時間をとって20分ほど。バスタブにゆっくり浸かります。

バスタブに浸かると、気持ちがリラックスします。身体もゆったりとするのを感じます。

健康のためのポイントは二つ。

第一に、皮膚を石けんで洗わないことです。石けんを使うと皮膚表面の角質がとれて、皮膚のためにはマイナスです。同じ理由で垢すりなどでこすることもしません。全身を手のひらでこするくらいです。

ほとんどの時間をエアコンの効いた会社で過ごしているので、身体がそれほど汚れる

わけではないので、これですっきりします。

足と尻周りの大切なところだけは例外で石けんを使います。

第二のポイントは、あがる直前に水を浴びることです。

真冬でも水を浴びます。

寒い時期は、冷たい水で毛穴がぎゅっと締まるので身体がポカポカします。

暑い時期ならスッキリ感があります。

乾いた布で身体をこする乾布摩擦という健康法があります。全身の血行をよくするので病気を寄せ付けないのが謳い文句です。入浴の最後に冷水を浴びるのも、同じ効果があるのではないでしょうか。

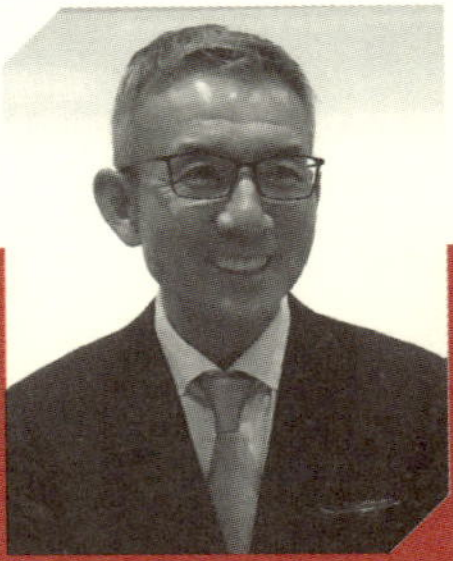

白井一幸さん

元日本ハムファイターズ選手。現役引退後は、北海道日本ハムファイターズなどでコーチ、横浜ベイスターズで2軍監督などを務める。現在は野球解説者。1961年生まれ。

●独自に考えた指導法で44年ぶりの日本一

私が日本ハム・ファイターズの2軍監督になったころ(2001年)、チームの低迷が続いていた時期で、私は選手の養成を担当。選手も指導者も頑張っていたが結果が出ないことから、頑張り方を変えると宣言、実行していきました。

当時当たり前だった「指示、命令、時には恫喝」「怒る・教え込む・猛練習する」という指導方法を大転換し、「ミスしたら励ます」「ミスの原因を一緒に考える」「対策を理解して自主的に練習する」を基本に据えた。それでしだいに選手が育って2006年、44年ぶりに日本一になった。独自に考えた新しい指導法が成果を出したのだと考えています。

そのころは「選択の理論」も「コーチングという考え

方」も知らなかったのですが、そうした経験や考え方を本にまとめたり講演で話したりする中で、人から「白井さんの考え方はアチーブメントの研修内容とよく似ている」と教えられて受講しました。それが２０１１年のことです。

佐藤先生の研修は楽しいし、笑いもあり涙もありで、惹きつけられました。その内容には共感、共鳴ばかりで、先生にお会いするのが楽しみで、今に至るという感じです。

●佐藤さんのすごさは考えがぶれず完璧に実行すること

外見も姿勢も話の内容も、その話し方も、そのときの身振り手振りも、もうすべてがカッコいいです。

もっともカッコいいのは、英郎先生の考え方ですね。

「自分がどうなりたいか」「そのために何をやるべきなのか」というのが、すごく具体的で非常にわかりやすい。健康になりたいなら、どういうトレーニングをして、どういう食事をするか。どういう生活習慣を作ればいいか。そういうことをきちんと考えて、ぶれることなく、それを完璧に実行しているところにすごさを感じます。

ふだんでもエレベータやエスカレータは絶対に使わずに階段を歩く。坂道をみると走り出す。ゴルフ場でもしょっちゅう走っています。

そういうふうに、目指すところと行動、考え方と行動が一致しています。そこがいちばんカッコいいところです。

しかも、これだけ実績をつくってきた人なのに、それに甘んじることなく、さらに学び続けようとしている。すばらしいです。

「多様な動きをしながら1日1万5000歩」が白井流

私のトレーニング法は1日に1万5000歩を歩くこと。これに尽きます。

といっても、ただ歩くだけではありません。歩くことは日常生活でもやっていますが、無意識にしている運動はトレーニングではありません。

日常生活ではしない動きをすることがトレーニングになります。

具体的に考えてみると、たくさんあります。

両手をまっすぐ上にできるだけあげる動き、背中に手を回す動き、身体をひねって後ろを向く動き、膝や腿を腰より高く上げる動きなどなど。ふだんはほとんどしていないでしょう。

ふだんやらない動きに関連している筋肉は、だんだん衰えます。脂肪もたまる。だから、歩くときに、ふだんしない動きを組み入れるのがポイントです。

腿を高くあげながら歩く。腰をひねりながら歩く。腕をあげて肩甲骨を動かしながら歩く。ハードルをまたぐように高く膝をあげて歩くのもいい。

かかとを着いてつま先だけあげて歩く。つま先があがりやすくなれば、つまずきにくくなります。

普通の歩きのうちの100歩でも200歩でも、こうしたバリエーションを組み込むように心がけます。

安全な場所なら後ろ向きで歩くのもいいでしょう。ふつうに歩くのでは使わない筋肉を使うことになります。

スクワットをやるのでも、上下に身体を動かす以外に、相撲取りのように歩いたりする。雨の日などは家の中でできます。

考えると、いくらでも工夫が出てきます。

●顔の筋トレを心がけよう

ふだんほとんど意識して動かさない部位はどこでしょうか、顔です。

顔の筋トレは、もうこれ以上開かないくらい大きく口と目を開けるとか、思い切り変な顔をするとか、口を大きく開けて「アー、イー、ウー」と言うとか。

人に見られなければ、思う存分できるでしょう。英郎先生もコラムの中で推奨されていましたが、たとえば湯舟につかりながら大きく口を開けましょう。

顔の筋トレで、表情筋が鍛えられるので、たるみが解消します。ホルモンのバランスがよくなるという効果もあります。自律神経にもいい。

特に女性にお勧めです。

●モットーは「生涯現役」。80歳でエイジシューターに

英郎先生は「80歳がピーク」という考え方ですが、私の目標は「生涯現役」です。いくつになっても、「人からこう見られたい」「自分はこうありたい」というイメージがあります。かなり具体的に考えています。

たとえば、私が80歳になったときにどうありたいか。

健康で体力もあって、体型も変わらずに維持していて、人から「高齢だけど、おしゃれだね」「いつも颯爽としているね」「年齢を感じさせないね」と見られるようにしたい。

経済的にも余裕を持っていたい。日々かつかつの年金生活ではなく、仕事をして収入もきちんとあって蓄えもそこそこあって、ときには孫や曾孫にお小遣いを上げる。そんなふうに過ごせるようになりたいです。

チャレンジングな気持ちも持っていたい。私は80歳でゴルフのエイジシューターになりたい。自分年齢以下のスコアで回ること。80歳になれば、なんとか達成できそうですが、それには、体力やお金の裏付けがないとできないし、一緒にラウンドを回れる友人も必要です。

さて、こういう80歳になるには、いまどうしたらいいか。なにができるかを自分に問いかけて答えを出して、それをワクワクしながら実行していくつもりです。

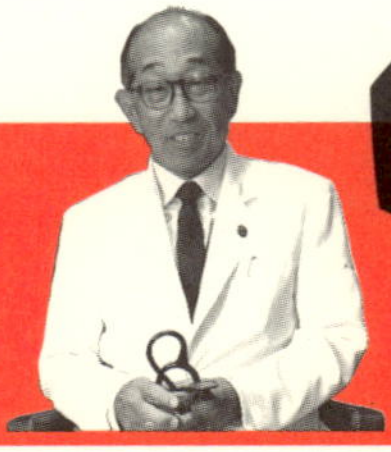

南和友のワンポイントアドバイス⑤

ENJOY SLOW SQUAT

■脳の血流を良くし認知症予防■

一口に認知症と言っても、医学的にはいくつかのタイプがあります。その中で最も多く、よく知られているのがアルツハイマー型認知症ですが、次に多いのが脳梗塞や脳出血などによって起こる血管性認知症です。このタイプの認知症の予防には、スクワットやウォーキングなどの運動がよい影響をもたらします。

脳梗塞や脳出血などは脳の血流が悪いことが引き金になります。運動で筋肉をふやせば、その分、全身の血流量が増え、その一部が脳にも回って脳の血流が増えるので脳梗塞などにはなりにくくなります。

ただし、あまり集中して一生懸命に運動すると、アドレナリンという攻撃型のホルモンが出て血管が狭くなり、かえって血流が悪くなります。やり過ぎは禁物です。

もうひとつ、脳の血流をよくする方法があります。リラックスして絵画を見たり音楽を聴いたりすることです。こういう状態だと副交感神経が活発に働いて血流がよくなることが科学的に立証されています。

■佐藤　英郎（さとう　えいろう）
アチーブメント株式会社相談役／主席トレーナー。

北海道出身。明治大学法学部卒業後、同大学法制研究所を経て、研修コンサルタント事業に34年携わる。

LOUIS VUITTON、キリンビール、ネスレグループをはじめとする250社以上の研修実績を持つ。その受講生は延べ20万人にものぼる。

リーダーシップ理論、ビジネスコーチング、DiSC理論、選択理論などを組み合わせた卓越した指導内容は、多くの企業、参加者の高い評価を得ている。国際コーチ連盟マスター認定コーチ。

著書に『実践！プロの教え方』『プレイングマネジャーのための新図解コーチング術』（以上、いずれもアーク出版）、『殻を破れば生まれ変われるかもしれない』『キッズコーチング』『人生が変わる瞬間』（以上、いずれもアチーブメント出版）ほか多数。

毎日5分
すごい！ スクワット

2019年4月10日　初版発行
2019年7月30日　第2刷発行

■著　者　佐藤　英郎
■発行者　川口　渉
■発行所　株式会社アーク出版
〒162-0843　東京都新宿区市谷田町2-23
第2三幸ビル2F
TEL.03-5261-4081　FAX.03-5206-1273
ホームページ　http://www.ark-pub.com
■印刷・製本所　新灯印刷株式会社

ISBN978-4-86059-201-1